認知症 *plus*
緩和ケア

症状緩和とスピリチュアルペインへの対応

認知症の緩和ケアに
関する研究会 編

平原佐斗司
小川朝生
遠矢純一郎
桑田美代子
高井ゆかり
鈴木みずえ

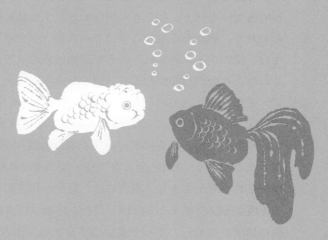

日本看護協会出版会

はじめに

　超高齢社会を迎え、急増する認知症にいかに向き合うかは社会的な喫緊の課題です。今後、後期高齢者数の増大に伴って緩和ケアに対するニーズの急増が予測されます。特に認知症の緩和ケアのニーズは世界で4倍近く、先進国でも3倍以上増加すること、日本などの東アジア地域での急増が指摘されています。欧州においては、従来がんを対象としていた緩和ケアを、1990年代に、がん以外の領域の疾病や状態、苦痛をもつ人たちを対象としたケアにも拡大し、認知症に対する緩和ケアは、緩和ケアそのものの主要な一部となっています。

　認知症は一度獲得した知能が、後天的に脳や身体疾患を原因として慢性的に低下を来たし、社会生活や家庭生活に影響を及ぼす疾患です。ほとんどの認知症はがんのように予後が明確ではない上、私たちが想像する以上に認知症の人はさまざまな症状や合併症に苦しんでおり、初期から重度のすべてのステージで緩和ケアが必要とされているのです。初期では、認知症と診断されたことや認知機能の低下に伴うスピリチュアルペインが深刻です。これは、社会が認知症の人を「何もわからない人」と認識していることが原因でもあります。そのために、その苦痛を家族や周囲の人にも訴えにくく、さらには行動・心理症状（BPSD）を引き起こし、認知症の人の生きる意欲を喪失させています。

　認知症の進行とともに記憶障害や実行機能障害の低下に関連したBPSDが出現しますが、本人たちにとってはBPSDは合併症の増悪や身体的苦痛のサインでもあり、それがうまく理解されず解決できない場合には、最愛の家族にとっての最大の苦しみにもなっています。中等度から重度になると転倒・骨折、疼痛、摂食障害、呼吸器感染症や肺炎など身体合併症の頻度が増加し、がんや重症心不全を患う患者と同様、予後不良の状態でもあります。認知症の緩和ケアにはパーソン・センタード・ケアの理念が基盤となります。

　編者らは2020年、認知症緩和ケアの推進を目的に「認知症の緩和ケアに関する研究会」を立ち上げました。専門職が認知機能障害の特徴を理解し、その人独自のニーズに合った緩和ケアが実践されれば、認知症の人の心身の機能も維持されると信じています。認知症の人が主体的に生きるためには、単に認知症に伴う認知機能障害を支援するだけではなく、疾病の軌跡を踏まえながら付随する身体的・精神的苦痛に対応し、本人の想いや意思を聴き、言語的な訴えができない場合の本人の視点からの心理的な課題、家族への支援など包括的に対応する必要があります。そのためには認知症に関する社会の偏見や医療・ケア専門職の価値観を見直して、認知症の人の「人」としての尊厳や個人の意思・望みを知ることが重要です。さらには、認知症の人の生きる意欲の回復につながるよう、スピリチュアルペインに対する十分なケアをめざした認知症の緩和ケアが必要とされています。

編者らが2020年11月23日に第1回研究会をZoom開催したところ約1,500名の保健・医療・福祉の専門職が参加し、その活発なディスカッションや意見交換から超高齢社会における認知症の緩和ケアの必要性が明らかになり、本書を企画しました。

　本書ではエビデンス・ガイドライン、ステージ別の緩和ケアやスピリチュアルペインを緩和するための意思決定支援など、認知症の緩和ケアの基盤となる考え方を紹介しています。

　まず、第1・2章では認知症の緩和ケアに関するエビデンス・ガイドラインを紹介します。第3章では実践で展開するために、4つのStepで実践プロセスを示しています。Step1の「認知症の人に、痛み・苦痛・つらさの程度と本人の思いを聞く」から始まり、Step2では痛み・苦痛・つらさの原因をアセスメントします。アセスメントに基づき、Step3でケアの優先順位を決め、Step4でケアプランを立てるという、初めて認知症の緩和ケアに取り組む専門職に有効な展開を示しました。

　第4章～6章では「急性期病院」「高齢者施設」「在宅」それぞれの場における認知症緩和ケアの展開について、エキスパートに執筆していただきました。さらに、コラムでは認知症の人にとって最も関係性が重要な“家族”の精神的・社会的苦痛・スピリチュアルペインとケアについて解説しています。また、実践事例のケーススタディも紹介しています。

　主な執筆陣は、先駆的に認知症の緩和ケアの実践を展開している看護師（特に認知症看護認定看護師や老人看護専門看護師）や、医師の皆様です。本書は、これから認知症の緩和ケアに取り組もうと考えている皆様に向けての熱い思いやメッセージにあふれています。どうかお手に取っていただき、日々の実践に認知症の緩和ケアの考え方をご活用いただければ幸いです。

　本書の制作中もなお、新型コロナウイルス感染症への対応が長期化しています。最前線の医療・福祉・介護現場でご活躍の皆様には日々変化する状況に対応するためにさまざまな緊張とご苦労の毎日であるかと思います。そのような状況の中でも本書の執筆や制作にかかわってくださいました皆様のご協力に深く感謝申し上げます。

2022年11月
認知症の緩和ケアに関する研究会
編者・筆者を代表して　鈴木 みずえ

第6章　在宅療養の場で展開する
認知症の人を支える緩和ケア

執筆者一覧

| 編集：認知症の緩和ケアに関する研究会 |

平原佐斗司　　東京ふれあい医療生活協同組合オレンジほっとクリニック

小川朝生　　　国立がん研究センター東病院精神腫瘍科

遠矢純一郎　　医療法人社団プラタナス桜新町アーバンクリニック 院長

桑田美代子　　医療法人社団慶成会 看護介護開発室長兼青梅慶友病院 看護部長／老人看護専門看護師

高井ゆかり　　群馬県立県民健康科学大学看護学部看護学科 教授

鈴木みずえ　　浜松医科大学医学部看護学科臨床看護学講座 教授

| 執筆（掲載順）|

平原佐斗司　　前掲

鈴木みずえ　　前掲

桑田美代子　　前掲

小川朝生　　　前掲

西山みどり　　有馬温泉病院 看護部長／老人看護専門看護師

日向園惠　　　石巻赤十字病院看護部／老人看護専門看護師

高井ゆかり　　前掲

佐藤典子　　　順天堂東京江東高齢者医療センター教育課長／老人看護専門看護師／
　　　　　　　認知症看護認定看護師

戸谷幸佳　　　群馬県立県民健康科学大学看護学部看護学科 講師／老人看護専門看護師

宗像倫子　　　社会福祉法人聖隷福祉事業団総合病院聖隷浜松病院 看護部係長／老人看護専門看護師

稲葉一人　　　いなば法律事務所 弁護士

田中久美　　　筑波メディカルセンター病院 副院長兼看護部長／老人看護専門看護師

木野美和子　　筑波メディカルセンター病院 専門副部長／精神看護専門看護師

飯山有紀　　　熊本保健科学大学キャリア教育研修センター 認定看護師教育課程長・准教授／
　　　　　　　老人看護専門看護師

立原　怜　　　島根県立中央病院／老人看護専門看護師

山下由香　　　医療法人社団慶成会青梅慶友病院／老人看護専門看護師

原田かおる　　高槻赤十字病院看護部 看護副部長兼患者支援センター副センター長／老人看護専門看護師

辻村尚子　　　西山病院グループ看護管理室 看護部長

木村幸子　　　社会福祉法人聖隷福祉事業団訪問看護ステーション住吉第二／緩和ケア認定看護師

遠矢純一郎　　前掲

林　　瞳　　　医療法人社団プラタナス桜新町アーバンクリニック／桜新町ナースケア・ステーション／
　　　　　　　緩和ケア認定看護師

佐藤文恵　　　有限会社きちっと 主任介護支援専門員／排せつの地域助け合いサロン代表

淺井八多美　　社会福祉法人聖隷福祉事業団介護老人保健施設三方原ベテルホーム診療部 部長

富樫千代美　　鶴岡市立荘内病院看護部 看護係長／認知症看護認定看護師

第 1 章

認知症の緩和ケア

1 緩和ケアの歴史と認知症の緩和ケア

ホスピス前史と近代ホスピスの確立

　人の死をめぐる状況が変化するとともに、緩和ケアのニーズも変化してきました。20世紀初頭までは欧米においても近代医学は未発達で、多くの人は感染症など急性疾患で亡くなっていました。死にゆく患者の状態についての最初の報告は1906年のウィリアム・オスラーによるものであろうといわれています。それには、500名の死にゆく患者のうち、90名以上（18％）が1つ以上の痛みや苦痛を感じ、11名が精神的不安を、2名が強い恐怖心を示していたが、多くの人には苦痛がなかったとされています[1]。この報告から、感染症など急性疾患で亡くなる人が多かった当時は緩和ケアのニーズは限定的であったことが推測できます。

　しかし、この時代に緩和ケアのニーズがまったくなかったわけではありません。19世紀末にメアリー・エイケンヘッドらがアイルランドにつくった聖母ホスピスでは、当時迫害されていたカトリックの貧困者や結核患者に対してホスピスケアが提供されていました。これがホスピス・緩和ケアの源流だと考えられています。その後、1967年にシシリー・ソンダースがセント・クリストファー・ホスピスを創設し、現代ホスピスの理念を確立しました。そして、欧米では緩和ケアの実践のほとんどは末期がんを対象としたものとなり、世界中でもがんを中心に緩和ケアの研究・教育・実践が進められ発展してきました。それは、この当時、緩和ケアの先進国である欧米では、最もつらい人の死はがんによるもので、末期がん患者は医療や看護が最も優先的に手を差し伸べるべき対象と考えられていたからでしょう。

非がん疾患患者への緩和ケアの広がり

　1990年代まで緩和ケアの対象はがんに集中していましたが、非がん疾患

の緩和ケアのニーズがなかったわけではありません。非がん疾患の苦痛について最初に注目したのはジョン・ヒントンでした。彼は、1963年に心不全や腎不全などの非がん疾患患者も、しばしば呼吸困難などの強い身体的苦痛を感じていることを報告しました[2]。その後も非がん疾患の緩和ケアについての散発的な報告はありましたが、ほとんど目を向けられませんでした。

1. エビデンスによる欧米の考え方の変化

　1990年代に入ると、欧米では高齢化の進行や慢性疾患の増加という背景の中で、緩和ケアの対象をがんだけに限定することに対して疑問が表明されるようになります。

　英国では1992年に「緩和ケアは、診断名にかかわらず、緩和ケアサービスを必要としているすべての人に提供するべきである」とする報告書が保健省に提出されました。しかし、これに対して当時の緩和ケアの専門家からはいくつかの懸念が表明されました。それは、非がん疾患患者に緩和ケアの門戸を広げることにより緩和ケアの需要過多に陥ること、非がん疾患は予後予測が難しいためホスピスに長期入院患者が増加すること、これらによる財源の問題が生じることでした。そして最も本質的な問題は、そもそも非がん疾患患者がどのくらい緩和ケアを必要としているのかというエビデンスがないことでした。

　そこで非がん疾患患者の緩和ケアに関するニーズを検証するため、RSCD（Regional Study of Care for the Dying）[3] という大規模な研究が行われました。これは20の地域から3,533の死亡例（がん2,062例、非がん疾患1,471例）を無作為に抽出し、死亡前の症状の数、疼痛の出現頻度や程度、呼吸困難・嘔気・嘔吐などの苦痛の出現頻度、本人・家族が死を予測していたかなどを詳細に調べた遺族調査です。この調査によって、非がん疾患患者も死亡前（1年間および1週間）に多様な苦痛を体験しており、その苦痛の頻度はがん患者と比べても決して少なくないことが明らかになりました。

　また、1998年に英国ホスピス・専門的緩和ケアサービス協議会とスコットランド緩和・がんケア協力機構は報告書「Reaching out：Specialist Palliative Care for Adults with Non-Malignant diseases」[4] で、当時（1994年）、専門的緩和ケアサービスの96％以上が、英国の死因の25％を占めるがん患者に提供されていること、逆に死因の75％を占める非がん疾患患者に対してはほとんど提供されていないことを指摘しました。そして、「がん以外の疾患で死が近い患者にとっては、まさにがんの場合と同様のサービスが適切であり、そのようなサービスが開発されるべきという認識が重要」と示したのです。これらのエビデンスが大きな原動力となり、英国では非がん疾患患者への緩和ケアが普及していったといえるでしょう。

＊1
The Study to Understand
Prognoses and Preference
for Outcomes and Risks of
Treatments

　米国では、1995年のSUPPORT＊1研究[5]によって、多くの非がん疾患患者が病院で苦痛に苦しみながら死亡していることが明らかになりました。これにより、米国でも非がん疾患患者に対する緩和ケアの重要性が注目され始めました。

　このような中、世界保健機関（WHO）は2002年に新たな緩和ケアの定義を発表しました。ホスピス緩和ケアは「生命を脅かす病に関連する問題に直面している患者とその家族」に対して提供されるべきであることが記されたのです。また、2004年にWHOヨーロッパは「Better Palliative Care for Older People」[6]の中で、ヨーロッパ各国が高齢者の緩和ケアに取り組む必要性を訴えました。

2. 人に対する普遍的なケアであると認識される時代へ

　今世紀に入り、欧米などの先進国はそれぞれの方法で、緩和ケアの対象をがん患者から非がん疾患患者へ、そしてあらゆる人と場へと広げています。それに伴い緩和ケアの考え方も、がんの苦痛をとるという医療の一領域から、すべての人を対象とする普遍的で基本的なケアであると捉えられるようになりました。

　このような流れを受け、ヨーロッパ緩和ケア協会は、2013年のプラハ憲章で「人権としての緩和ケア」を謳い、適切な緩和ケアを受けるのは国民の権利であり、政府にはすべての人が緩和ケアにアクセスできるようにする義務があると述べました[7]。また、WHOと世界緩和ケア連合（WPCA）が2014年に報告した「Global Atlas of Palliative Care at the End of Life」（終末期緩和ケアの世界地図）[8]では、世界における緩和ケアのニーズと供給の状況が明らかになりました。ここでは、総死亡例の37.4％、高齢者の多い高所得国で亡くなる人の60％以上に緩和ケアが必要と報告しています。そして、緩和ケアを必要とする3人に1人は末期がんだが、3人に2人は心臓・肺・肝臓・腎臓・脳あるいはHIVおよび薬剤耐性の結核を含む慢性疾患などの非がん疾患であること、世界的には緩和ケアを必要とする人の10人に1人にしか緩和ケアが提供されていないことを示しました。さらに、2020年には「Global Atlas of Palliative Care 2nd Edition」[9]において、2017年時点で亡くなる人の45.3％に緩和ケアが必要であり、疾患としては、悪性腫瘍が最も多く、次いでHIV・脳血管障害・認知症であると報告しました。

高齢者の緩和ケアと認知症の multimorbidity 時代の緩和ケア
マルチモビディティ

　従来の緩和ケアは、悪性腫瘍やCOPD、心不全といった単一の疾患を有す

＊2
多疾患併存状態

る患者に焦点が当てられ、特に下降期・臨死期にある患者を対象に提供されてきました。しかし、2010年ごろから欧米先進国では、認知症は緩和ケアの最大のターゲットであると考えられるようになりました。また、認知症を含めた複数の慢性疾患を有するmultimorbidity＊2の高齢者も増加し、これからの緩和ケアの主たる対象として注目されています。

　2019年にLANCET委員会は世界の緩和ケアニーズに関する「健康関連苦悩」の将来予測を発表しました[10]。この中で、2016年から2060年の間に、70歳以上の高齢者の緩和ケアニーズが倍増すること、とりわけ認知症の緩和ケアニーズが高まり、2016年から2060年の間に全世界で4倍近く、先進国では3倍以上増加し、特に日本などの東アジア地域で急増すると報告しています。

　このことから、超高齢社会を迎えた先進国では、高齢者の緩和ケアニーズがさらに増え、今後、緩和ケアの対象の中心は高齢者になることがわかります。わが国の人口推計を見ても、85歳以上の高齢者を対象とした"Geriatric palliative careの時代"が今後100年以上持続することが予想されます。つまり、認知症を含めたCOPDや心不全、腎不全など複数の慢性疾患を有するmultimorbidityの患者が緩和ケアの主な対象となるのは確実と考えられるのです。

引用文献
1）Hinton J.M.：The physical and mental distress of the dying, Quarterly Journal of Medicine, 32
　（1）, p.1–21, 1963.
2）前掲1）.
3）Addington-Hall J., Karlsen S.：Age is not the crucial factor in determining how the palliative
　care needs of people who die from cancer differ from those of people who die from other
　causes, Journal of Palliative Care, 15（4）, p.13–19, 1999.
4）Addington-Hall J.：Reaching out: specialist palliative care for adults with non-malignant dis-
　eases（Occasional paper）, National Council for Hospice and Specialist Palliative Care Services,
　1998.
5）A Controlled Trial to Improve Care for Seriously III Hospitalized Patients. The Study to Under-
　stand Prognoses and Preferences for Outcomes and Risks of Treatments（SUPPORT）, Journal of
　the American Medical Association, 274（20）, p.1591–1598, 1995.
6）Davies E., Higginson I.J.：Better Palliative Care for Older People, WHO EUROPE, http://www.
　euro.who.int/document/E82933.pdf［2022.4.9確認］
7）Radbruch L., Lima D.L., Lohmann D., et al.：The Prague Charter Urging governments to relieve
　suffering and ensure the right to palliative care, Palliative Medicine, 27（2）, p.101–102, 2013.
8）WHO, WPCA：Global Atlas of Palliative Care at the End of Life, https://www.thewhpca.org/
　resources/item/who-global-atlas-on-palliative-care-at-the-end-of-life［2022.5.10確認］
9）WHO, WPCA：Global Atlas of Palliative Care 2nd Edition 2020, http://www.thewhpca.org/
　resources/global-atlas-on-end-of-life-care［2022.5.10確認］
10）Sleeman K.E., Brito.M.D., Etkind S., et al.：The escalating global burden of serious health-re-
　lated suffering projections to 2060 by world regions, age groups, and health conditions, The
　Lancet Global Health, 2019.
参考文献
・平原佐斗司，桑田美代子編：認知症の緩和ケア，南山堂，2019.

（平原佐斗司）

2

世界における認知症の
緩和ケアの動向

認知症の緩和ケアの歴史と各国の取り組み

　先進国の死亡のピークは85歳以上の超高齢者に移りつつあります。超高齢者は認知症を含めたmultimorbidity[*1]と多様な障害と不全の連鎖の中で死を迎えています。そのような中で2010年以降、英国をはじめとする緩和ケアの先進国では、認知症患者へのアプローチが最重要課題として注目されています。

*1
多疾患併存状態

1. 認知症の緩和ケアの理念を提唱したスウェーデン

　スウェーデンでは、1996年にシルヴィア王妃とバルブロ・ベック＝フリースが創設した認知症緩和ケア教育専門機関「財団法人シルヴィアホーム」で、看護や介護の専門職に対し、認知症の緩和ケアに関する専門知識とケアの実践能力を身につける教育が展開されてきました。

　また、バルブロ・ベック＝フリースががん患者に対する緩和ケアの理念は認知症の症状緩和にも応用できることに気づき、最初に認知症の緩和ケアの理念を提唱したといわれています。認知症の緩和ケアの理念とは、認知症を患ったそのときから、「症状のコントロール」「家族支援」「チームワーク」「コミュニケーション」の4側面からの支援により、認知症の高齢者のQOL（人生の質）が保証されるという考え方です。この理念やシルヴィアホームでの実践はスウェーデン全土に広まっています。

2. 緩和ケアの主たる対象は認知症との認識に至った英国

　緩和ケア発祥の地であり、世界で最も質の高い緩和ケアが提供されているといわれる英国ですが、認知症の緩和ケアの実践は始まったばかりです。

　英国では、今世紀に入ってから認知症の緩和ケアは最重要課題であることが指摘され始めました。2005年、「Mental Capacity Act」（意思能力法）が成立し、認知症患者は早期の段階でその後の人生をどのように過ごしたいかを

＊2
Dementia Supporting peo-
ple with dementia and
their carers in health and
social care

表明して、医療者や支援者はその意向を踏まえた支援計画を立てることが義務づけられました。2006年には、認知症の治療とケアに特化したガイドライン＊2も整備されました。

しかし、2008年に発表された「終末期ケア戦略」では、認知症高齢者は質の悪い疼痛ケアや終末期ケアを受けており、ホスピスケアへアクセスできる人はほとんどいないなど、認知症の緩和ケアにおける問題が指摘されました。つまり、当時の英国において認知症患者への終末期ケアの質の向上は課題であり、認知症高齢者にとって有効な緩和ケアを確立する必要性も認識されたのです。

2009年には「認知症国家戦略」を発表しました。①国民および医療・介護に携わる専門家の認知症に関する正しい理解の普及、②早期診断と質の高い包括的な支援・治療が受けられるようなサービスモデルの整備、③当事者・支援者のニーズに基づいた幅広いサービスの実現を目的に、17項目の政策目標が定められました。すべての認知症患者に対して質の高いケアを提供することにより、診断を受けたときから最期を迎えるまで、居住地域・病院・高齢者ケア施設等での充実した生活を可能にすることを意図しています。日本を含む主要先進国が認知症施策に関する国家的な戦略を発表していますが、唯一、英国だけが認知症の人に対する終末期ケアの向上を掲げています。このような流れから、2010年の英国緩和ケア関連学会では、緩和ケアの主たる対象は認知症であるとの認識に至りました。

3. 緩和ケアを公的医療保険の対象にした米国

米国では、1982年からホスピスプログラム（患者・家族の苦痛を最小限にすることを主な目的とするケアのプログラム）は高齢者のための公的医療保険（メディケア）の給付の対象となり、2004年には全死亡者の44％にのぼる国民がその恩恵を受けました。このホスピスプログラムは、疾患にかかわらず2人の医師が予後半年と認めた場合に利用できます。

1990年代までは、ホスピスプログラムを利用する患者の多くが末期がん患者でしたが、今世紀に入ると非がん疾患患者の割合が徐々に増加し、2004年には53.6％とがん患者を上回り、現在ではほぼ3分の2が非がん疾患患者です。また、認知症高齢者の利用も増加しており、認知症は非がん疾患のうち心疾患に次いで2番目に多い疾患となっています。

4. ガイドラインを作成し緩和ケアの質向上をめざすオーストラリア

オーストラリアの保健高齢省は、緩和ケアの対象者は、すべての年齢の死を免れない病気にかかっている者とその介護者とし、がん・AIDS・ALS等の神経疾患や末期の認知症など特定の疾患に限らないと述べています。実際、

*3
Australian Government, Australian Institute of Health and Welfare : Australian hospital statistics 2005–2006, 2007, https://www.aihw.gov.au/reports/hospitals/ahs-2005-06/contents/table-of-contents［2022.5.16確認］

オーストラリアで緩和ケアを受けている患者の30％弱は非がん疾患患者となっています*3。

　また、高齢者ケア施設での緩和ケアに関する特有の問題に対応し、適切な緩和ケアを導入するため、Australian Palliative Residential Aged Care（APRAC）のプロジェクトが設置されました。2004年には高齢者ケアと緩和ケアの基準を統合した「Guidelines for a Palliative Approach in Residential Aged Care」（高齢者介護施設における緩和ケアアプローチのガイドライン）[1] が作成され、介護現場において体系的な緩和ケア教育が行われてきました。同ガイドラインには、身体的症状（疲労、脱水症状等）の処置やスピリチュアルケアから家族への対応まで、高齢者ケア施設の入所者に緩和ケアを提供する際に必要な79項目のケアのポイントが記載されています。

　その後も地域における高齢者への緩和ケアの質向上を目的としてCommunity Palliative Aged Care（ComPAC）チームが結成され、地域における緩和ケアアプローチのガイドラインを作成しました。また、高齢者ケア施設での疼痛コントロールのガイドラインもつくられるなど、高齢者の緩和ケアの質向上に向けて取り組んでいます。

わが国の認知症の緩和ケアニーズと今後

　わが国の年間死亡者数は急増し、多死時代を迎えようとしています。死亡者を占める後期高齢者の割合は増え続け、2035年には死亡者の6人に5人弱が後期高齢者になると推計されています。すでに現在も死亡のピーク年齢が男性が87歳、女性が92歳であることを考えると、認知症を含めた後期高齢者への緩和ケアはわが国の最重要課題といえます。

　しかし、残念ながらわが国では、諸外国のように認知症の緩和ケアを推進する動きが乏しいのが現状です。関連する領域では「『高齢者の終末期の医療およびケア』に関する日本老年医学会の立場表明」（2001年・2012年）[2] や「高齢者ケアの意思決定プロセスに関するガイドライン〜人工的水分・栄養補給の導入を中心として〜」（日本老年医学会）[3] などがありますが、認知症の緩和ケアを正面から取り上げて促進させる動きはみられません。

　また、世界的には「進行した認知症患者のケアは緩和ケアを基本とするべき」と考えられていますが、わが国の認知症施策である、2012年の「認知症施策推進5か年計画」（オレンジプラン）、2015年の「認知症施策推進総合戦略」（新オレンジプラン）、2019年の「認知症施策推進大綱」では、認知症の緩和ケアに関してほとんど触れられませんでした。

　今後、わが国においても、日本の制度や文化を念頭においた認知症の緩和

ケアアプローチのあり方について早急に検討していくことが必要です。

認知症の緩和ケアアプローチとは

1. 認知症の緩和ケアは診断後から求められる

　2015年にヨーロッパ緩和ケア協会は、「アルツハイマー病その他の進行性の認知症をもつ高齢者への緩和ケアと治療に関する提言」を発表しました。その中で、「認知症の緩和ケアアプローチとは、単に身体的苦痛をとる治療やケアに留まらず、認知症の行動心理徴候、合併する疾患、および健康問題の適切な治療を含む、認知症のすべての治療とケアを意味するもの」と定義しています。

　つまり、認知症の緩和ケアでは、終末期の身体的な苦痛への対応だけではなく、認知症を患ってから最期を迎えるまでの長い道のりの中で発生する、肺炎や骨折などの併存症・合併症に伴う苦痛はもとより、本人がまわりの環境に適応しようともがき苦しんでいるときなどに表出する行動・心理症状（以下、BPSD）への対応も含まれます。さらに、診断前後のスピリチュアルな痛みや不安に対してかかわることも重要です。

　認知症を代表する疾患であるアルツハイマー型認知症を例に、緩和ケアアプローチを考えてみましょう。アルツハイマー型認知症の場合、軽度から中等度の時期にスピリチュアルペインを言葉で訴えることがあります。そのため、診断時からスピリチュアルな痛みに対する緩和ケアが欠かせません。

　また、中等度の時期に頻発するBPSDは「認知症患者本人が現実の世界に適応しようともがき苦しんでいる徴候であり、自らの尊厳を取り戻そうと葛藤している徴候」という視点をもった対応が大切です。BPSDは本人の病態の変化や身体的苦痛のサインである場合があり、また本人だけでなく認知症の「旅」を伴走する家族・介護者にとっての苦しみでもあります。BPSDによって家族・介護者の心身の負担が増し、在宅生活の継続が困難になることからも、早期から多職種チームによる緩和ケアの提供が必要です。

　重度から末期のアルツハイマー型認知症は特に身体的苦痛が頻発します。末期のアルツハイマー型認知症でも古い脳（大脳辺縁系）の機能、つまり「快・不快（苦痛）の感覚」「喜怒哀楽の情動」はある程度、保たれています。苦痛の表現が困難な状態なため、本人の痛みを積極的に評価し、適切なケアを提供することが求められます。

2. 家族を支える上で大切な視点

　緩和ケアは本来、患者だけでなく旅の伴走者である家族・介護者を支える

ケアでもあります。家族への緩和ケアのニーズもステージによって変化します。診断時の家族・介護者への教育的支援・セルフケア支援（エンパワメント）、進行期の代理意思決定支援、終末期の看取り支援、その後のグリーフケアといった長期にわたっての適切な緩和ケアが必要です。とりわけ、身体介護に追われる重度の時期や、肉親の命の選択をゆだねられる末期の時期は「本人が食べられない状態になっていくこと」「家族を失うこと」などの苦悩が家族に表れるため、医療者には積極的な意思決定のサポートが求められます。

　このように、認知症の緩和ケアとは、早い時期から緩和ケアの視点をもってかかわり、出現する多様な苦痛を最小化し、病は進んでも大切な人との絆が深まり、幸せを感じられるような援助を行うことを含んでいると考えます。

引用文献
1) Australian Government National Health and Medical Research Council：Guidelines for a Palliative Approach in Residential Aged Care, 2006, https://agedcare.royalcommission.gov.au/system/files/2020-06/RCD.9999.0049.0016.pdf ［2022.5.17確認］
2) 一般社団法人日本老年医学会：日本老年医学会の立場表明，https://www.jpn-geriat-soc.or.jp/proposal/tachiba.html ［2022.5.19確認］
3) 一般社団法人日本老年医学会：高齢者ケアの意思決定プロセスに関するガイドライン～人工的水分・栄養補給の導入を中心として～，https://www.jpn-geriat-soc.or.jp/proposal/guideline.html ［2022.5.19確認］

参考文献
・平原佐斗司，桑田美代子編：認知症の緩和ケア，南山堂，2019.

（平原佐斗司）

3 認知症の人の体験している 世界と身体的・精神的痛みと スピリチュアルペイン

認知症の人の体験している世界

　認知症は記憶障害や実行機能障害などの症候群が表れますが、出現する症状は個人によって異なります。またそれらの症状は、他者から客観的に観察されるものではなく、本人が自覚するさまざまな障害によってわかるものであり、他者からは理解されにくいものです。

　表1-3-1には認知症の人が感じている生活上の困難を示しました。このような困難により、認知症の人はさまざまな不安や孤独を感じています。言語的コミュニケーションの障害によって周囲の人へ自分の要望や意思がうまく伝わらず、適切な支援を受けられない場面も多々あります。認知症の人は、自分の心の中の葛藤や感情を共感してもらえないことに対する精神的な深い痛みを常に抱えているのです。

　認知症の記憶障害は一般的に"物忘れ"として指摘されますが、ワーキングメモリ（情報を一時的に記憶しておく能力のこと）の低下からくるものがほ

表1-3-1 | 認知症の人が感じている生活上の困難

注意障害	騒音・光・においなどの刺激を強く感じ、話に集中できない（不快な音ばかりが聞こえてきて話し相手の言葉が聞こえない。すべての刺激が自分に向かってくるように感じる） 理解できない言葉の意味に意識が集中して、相手の話が進んでしまう
思考速度の低下	言葉の意味・相手の感情が理解できず、それらを考えているうちに相手の話が進んでしまう
理解力の障害	話・言葉の意味が理解できない（たとえ母国語でも）
ワーキングメモリの低下	聞いたばかりの内容をすぐに忘れ、返事ができない
感情コントロールの障害	伝えたい内容よりも先に感情がわき出してしまい、要望や意図をきちんと説明できない（例えば、「家に帰りたい」と大声で繰り返すなど）
言語障害	言いたいことがあっても適切な言葉が出てこない。または話し始めると同じ話を繰り返してしまう
体力・認識力の低下	異なる環境に行くと混乱しやすく、疲れやすい

とんどであり、聞いたばかりの話の内容を忘れてしまい答えられないといった記憶の記銘・保持の障害から始まります。進行すると、今、自分がどこにいるのか、どこに行こうとしているのかがわからなくなるといったことも起こってきます。さらに実行機能障害や視空間認知機能障害などの症状も表れますが、それには個人差があります。認知症の人の体験している"世界"はそれぞれ異なるため、日常生活でどのような困難を抱え困っているのかは、本人に話を聞くしかありません。静かな場所で、1対1で、認知症の人が理解しやすい言葉や非言語的なコミュニケーションを使用して話を聞けば、たとえ重度の認知症の人であっても、その人の意思を確かめることができます。

認知症の人の身体的・精神的な痛み

1. 身体的な痛みの原因

　認知症の人はさまざまな痛みを抱えています。表1-3-2には身体的な痛みの原因を示しました[1]。特に加齢に影響する骨粗鬆症・変形性膝関節症による腰痛・膝関節など筋骨格系の痛みが一般的に多く見られます。また、高齢者は免疫機能が低下しやすく、帯状疱疹後の痛みも残りやすくなります。痛みが長期にわたると、抑うつや気分障害、睡眠障害などを引き起こすこともあります。

　「認知症の人は痛みを訴えないから痛みを抱えていない」という話を耳にしますが、これは誤解です。痛みを痛みと感じる機能が低下していたり、認知機能・記憶機能の低下や言語障害などのために痛みがあっても言葉で説明できなかったりするだけで、実際はさまざまな痛みを感じています。認知症

表1-3-2 | 認知症の人の痛みの原因

種類	概要
筋骨格系の痛み	骨粗鬆症・変形性膝関節症による腰痛・膝関節の痛み
帯状疱疹後の痛み	帯状疱疹発症後回復後に残る痛み（焼けるような痛み、一定の時間で刺すような痛みを繰り返す）
脳卒中後の痛み	疼痛伝達路である視床の出血・梗塞のある場合に起こりやすい
がんの痛み	がん性疼痛や治療に伴う化学療法誘発性神経障害など
うつに関連した痛み	うつや気分障害が痛みの原因、あるいは結果として悪循環を及ぼす
慢性術後痛 （術後遷延痛）	術後の急性疼痛が残存して慢性化・遷延したもの
身体表現性疼痛障害	身体的な痛みの所見に乏しく、心理的要因によって身体症状に影響が出ている痛み

（鈴木みずえ，高井ゆかり編：認知症の人の「痛み」をケアする　「痛み」が引き起こすBPSD・せん妄の予防，日本看護協会出版会，p.40，2018.）

表1-3-3 | 認知症の人の中核症状に関連した言語的に痛みを訴えられない状況

種類	概要
記憶障害	痛みを経験したというエピソードを記憶できない
意味記憶障害	痛みを痛みと認識して記憶できない。何らかの不快や苦痛として意識したり、記憶に残っても痛みとして意識できない
見当識障害	痛みのあった時間や日付が記憶できない
判断力の低下	痛みという抽象的な言葉が認識できない（チクチクする、ビリビリするなど具体的に聞いてみる）
実行機能障害	痛みに対して対処できない・予測できない
失語	痛みを言語的に表現できない
失認	痛みを痛みと認識することができない

（鈴木みずえ，高井ゆかり編：認知症の人の「痛み」をケアする　「痛み」が引き起こす
BPSD・せん妄の予防，日本看護協会出版会，p.40，2018.）

の人の中核症状に関連した言語的に痛みを訴えられない状況を表1-3-3に示しました[2]。また、認知症の人が繰り返し痛みを訴えると、身体的な所見が見られない場合は認知症の症状の1つであると思われてしまう傾向があります。しかし、繰り返される痛みの訴えにはなんらかの原因があり、放置されると興奮や怒りといった行動・心理症状（BPSD）として表れるため、認知症の人の痛みへのケアは積極的に行うことが必要です。

2. 精神的な痛みの原因

認知症の人は、認知機能障害によって日常生活に支障が出てきますが、不安や恐怖といった精神的な痛みが認知症の進行を左右することがあります。

❶初期の段階に表れる不安・戸惑いによる痛み

初期の段階では特に不安・戸惑いが表れやすくなります。診断後から1〜2年くらいは"漠然とした不安"に怯え、変わっていく自分に戸惑い、現実から必死に逃れようとしてもうまくいかず、ひどく落ちこんだり、怒りっぽくなったりします。認知症ではBPSDに含まれる精神症状や行動障害が注目されがちですが、このような不安・戸惑いによって自尊感情や自己効力感、自己肯定感、心理的well-being（身体的・精神的・社会的に良好な状態）も低下しています。

例えば、アルツハイマー型認知症の人の場合、軽度でも記憶障害により体験が断片化されることで場所や時間が不確かになったり、適切に状況を判断できなくなったりし、漠然とした不安を感じるようになります。このような症状が表れると、日常生活での失敗が増え、それを周囲の人からとがめられたり社会的役割を奪われたりし、精神的な苦痛が蓄積していきます。その結果、認知症の症状の悪化やうつ病の発症につながります。

> この病気の恐怖は、死でも破壊でもなく、1人の人間としての生活を停止され、非人間化されることであると言われている。（中略）
> 認知症にはスティグマが存在する。そのスティグマを一掃しなければ、認知症とともに生きる人々の苦悩や恐怖は消えず、安心して生活できる世の中にはならない。

（長田久雄監修，城戸亜希子著：認知症の社会文化的表層　メディア・文学作品の分析にみる
「恐怖」の正体，川島書店，p.vi-vii, 2020. より引用）

❷社会の認知症への偏見が及ぼす痛み

　近代社会は知的能力を極端に高く評価する傾向にあるため、認知症に対して偏見を生み、認知症の人は「何もわからない・何もできない人」というイメージを持たれがちです。認知症について多少知識があるはずの保健・医療・福祉の専門職でさえ、そういった視点で認知症の人にかかわり、個々の能力を見ずに発言・行動はもちろん、その人個人を否定することがあります。

　社会には認知症に対する否定的な見方が根強く残っており、こういった認知症への先入観の形成によって、認知症の人は日常生活のさまざまな場面で苦悩や恐怖を抱えています（資料1-3-1）[3]。社会の偏見が、精神的に不安定で傷つきやすい状態にある認知症の人にさらに痛みを与えているのです。

❸個人の価値を下げる行為による痛み

　老年心理学者のトム・キッドウッドは、認知症の人を「何も理解できない」として非難したり「できることをさせない」「できないというレッテルを貼る」といった認知症の人の価値を下げる行為が認知機能障害を悪化させ、その状況が長期間続くと、心身の機能が低下し寝たきり状態となり、やがて死に至ることを指摘しています（図1-3-1）[4]。

　そうならないために、彼は、たとえ認知症となってもすべての人々に価値があることを認め尊重し、1人ひとりの立場に立って個性に応じたケアを行おうという認知症ケアの考え方の1つである「パーソン・センタード・ケア」を提唱しています[5]。また、パーソン・センタード・ケアでは「パーソンフッド」を維持するのが重要であると述べています。これは「（認知症の人が）1人の人として周囲に受け入れられ、尊重される」ことで、この状況が保たれなければ、図1-3-1の"悪化のらせん構造"のように状態が悪いほうへと進んでしまうのです。

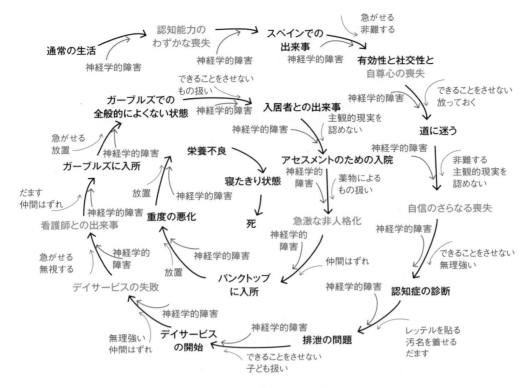

図1-3-1 ｜ 認知症の人の悪性の社会心理による認知機能の悪化のらせん構造*

（トム・キットウッド：認知症のパーソンセンタードケア 新しいケアの文化へ，高橋誠一訳，クリエイツかもがわ，p.94, 2017.）

*
図1-3-1は，文献4）の著者
キットウッドが研修用に作
成した事例（ある老婦人が
認知症になって亡くなるま
での8年間）の概要を示し
たもの。
図中の「スペインでの出来
事」は夫が彼女の異変を確
信した時期，「看護師との出
来事」「入居者との出来事」
は，関係性の悪化によるト
ラブル，「ガーブルズ」は老
人ホーム，「バンクトップ」
は認知症専用のナーシング
ホームと読み替えてくださ
い。

スピリチュアルペイン

　緩和ケアにおいて、スピリチュアルペインとは、自己の存在と意味の消滅から生じる苦痛のことです[6]。認知症の人は、認知機能の低下に伴って自分が自分であることがわからなくなる不安や恐怖を抱えています。特に、記憶障害がありながらも「なぜ生きるのか」と自問自答を繰り返し、認知症になってしまった自分の人生を肯定できない、自分の存在に意味を見いだせない、自分のアイデンティティーが満たされないことは、はかりしれないスピリチュアルペインとなります。また、周囲の人から何もわからない・何もできない人という偏見を持たれがちであることから、まわりの視線や態度に敏感に反応し悪く捉えて苦しむ場合も多々あります。こういったことから認知症の人のスピリチュアルペインへの緩和ケアは重要です。

　看護師で牧師のエリザベス・マッキンレーは、「"老い"の課程におけるスピリチュアルな課題とその作業」[7]について示唆しました。中心に「人生の究極の意味」の希求があり、「最終的な意味を見つける」「喪失や障害を超越

する」「神や未知なるものに親しみをもつ」「希望を見出す」などのタスクがあるとしています。人は、"人生の究極の意味"を見つけるために生きる希望や意味を追求しています。この作業は人生の最期まで行います。これは認知症の人であっても同様で、生きる希望や意味を追求できない状況に陥るとスピリチュアルペインを抱えてしまいます。そのため、スピリチュアルペインへの緩和ケアでは認知症の人がこの作業を続けられるように支えていくことが求められます。

認知症の人の全人的な痛み（トータルペイン）

前述してきたとおり、認知症の人はさまざまな痛みを抱えています。緩和医療においては、図1-3-2に示したように、痛みには「身体的」「精神的」「社会的」「スピリチュアル（霊的）」の4つの側面があるとされています[8]。身体の痛みを含めた身体的苦痛、社会関係を含めた社会的苦痛、心理的な不安や状態を含めた精神的苦痛、さらに人生の意味や死の恐怖などを含めたスピリチュアルペインがあり、これらは相互に関連し、例えば身体的な痛みを増幅します。その結果、本人は身体の「痛み」として訴えますが、その痛みが身体的苦痛だけとは限りません。

認知症の緩和ケアでは、認知症の人の痛みを4つの側面が絡み合った複雑な苦痛「全人的苦痛（トータルペイン）」と捉え、ケアを提供することが期

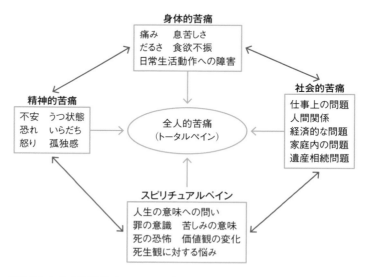

図1-3-2│全人的苦痛（トータルペイン）
（厚生労働省：がん患者の抱える様々な痛み，がん対策推進基本計画の概要（第2期）
〈平成24年6月〉より一部改変）

待されます。

引用文献
1) 鈴木みずえ, 高井ゆかり編：認知症の人の「痛み」をケアする 「痛み」が引き起こすBPSD・せん妄の予防, 日本看護協会出版会, p.40, 2018.
2) 前掲1), p.40.
3) 長田久雄監, 城戸亜希子：認知症の社会文化的表層 メディア・文学作品の分析にみる「恐怖」の正体, 川島書店, p.vi-vii, 2020.
4) トム・キットウッド：認知症のパーソンセンタードケア 新しいケアの文化へ, 高橋誠一訳, クリエイツかもがわ, p.94, 2017.
5) ドーン・ブルッカー, クレア・サー：認知症ケアマッピング第8版 理念と実践, 認知症介護研究研修大府センター訳, p.11, 2011.
6) 村田久行：終末期がん患者のスピリチュアルペインとそのケア アセスメントとケアのための概念的枠組みの構築, 緩和医療学, 5(2), p.157-165, 2003.
7) エリザベス・マッキンレー, コリン・トレヴィット：認知症のスピリチュアルケア こころのワークブック, 馬籠久美子訳, 新興医学出版, p.8, 2010.
8) 前掲1), p.11.

（鈴木みずえ）

4 認知症の緩和ケアの基本

多職種共通の基本的事項

認知症の緩和ケアとは、重度から終末期の身体的な苦痛への対応だけでなく、肺炎や骨折、心不全などの併存症・合併症発症時のケア、行動・心理症状（以下、BPSD[*1]）やせん妄などの精神・心理的な苦痛へのケア、さらには軽度の時期から始まるスピリチュアルな痛みに至るまで幅広い概念として捉えるべきであり、認知症ケア全体の中に、緩和ケアの視点と緩和ケア的アプローチが貫かれていなければなりません。

したがって、認知症ケアにかかわるあらゆる専門職は、緩和ケアアプローチについて十分理解する必要があります。

＊1　Behavioral and Psychological Symptoms of Dementia
認知症患者に頻繁に見られる知覚、思考内容、気分、行動の障害の兆候。不安、うつ、怒りっぽさ、興奮（介護への抵抗）、幻覚、妄想、不眠、徘徊など

1. 診断前後のスピリチュアルな苦悩へのアプローチ

診断前後の認知症の緩和ケアには、発症後の葛藤や診断後のスピリチュアルな苦悩に対する心理的ケアや教育的支援、インフォーマルな資源も活用した参加の情報提供やリハビリテーションの場の確保等の環境整備、アドバンス・ケア・プランニング（ACP）に向けた取り組みを開始することなどが含まれます。

具体的には、診断後の医療機関での適切なフォローアップや教育機会の提供のほかに、心理カウンセリング、ライフレビュー[*2]、同じ問題を抱える人たちとの交流（peer group）の場への参加を促すことなどが有効です。

＊2　ライフレビュー
人生を回想・総括・評価する活動

2. 行動・心理症状（BPSD）を理解する

BPSDは、認知症高齢者の深刻な苦痛であると捉えることが重要です。さらに、BPSDは疾患の増悪や身体的苦痛のサインでもあり、心身の苦痛を発見する手がかりになります。また、認知症の緩和ケアは旅の伴走者である家族もケアの対象となります。BPSDは、本人の苦しみであると同時に、人生をともに生きてきた家族の苦しみとして捉えることも大切です。

BPSDに対しては丁寧で科学的な観察によって原因や誘因をアセスメントし、適切な非薬物的ケアや環境の調整を行った上で、必要に応じて薬剤の使用も含めた医学的アプローチを行うなど、統合された科学的アプローチによってのみ苦痛を和らげることができます。BPSDの兆候を早期に捉え、チームで迅速で適切な対応を行うことが大切です。

　認知症ケアに携わる多職種は、BPSDを正しく理解するための視点を身につける必要があります。そのためには、認知症の人が、周りをどのように見て、感じているかを理解することが重要です。それを知る手がかりは、認知症の病態を踏まえた上で、原疾患や重症度からくるその人の精神世界を理解すること、原疾患や併存症、加齢変化からくる生活機能やその変化を理解し、その人のライフレビューを手がかりにその人の生活習慣や価値観を十分理解することです。すべての専門職がこのような共通の視点を持つことが、認知症ケアや緩和ケアの質を高めることにつながります。

3. 併存症・合併症への対応

　認知症高齢者のほとんどはmultimorbidity（多疾患併存状態）であり、嚥下障害、失禁などの老年症候群を中心に、心不全、腎不全など多くの疾患が併存しています。このような状態に、肺炎や骨折などの引き金疾患が発症すると、これらの疾患群は、動的な連鎖の中で増悪し、やがてその繰り返しの中で死に至ることが少なくありません。日本においては、急性期病院での安易な身体拘束が問題となっていますが、急性期においてもこのようなMulti-morbidityの認知症高齢者に対する適正な医学的アセスメントとマネジメントをチームで行い、尊厳に基づくケアと急性期の苦痛に対しての適正な緩和ケアが提供されなくてはなりません。

4. 重度から末期の身体的・心理的苦痛の緩和

　重度から末期の認知症では、食べられないことに対するcomfort feeding[*3]や終末期肺炎の呼吸困難などの苦痛に対する緩和ケア、終末期の褥瘡に対する緩和的創傷ケア、せん妄やBPSDへの対応、ロンリネスに対するコミュニケーションの継続（孤独にしないケア）といった精神・心理的な問題に対するケアなどチームで取り組むべき多くの課題があります。

　これらの課題に対しては、がんや他の非がん疾患とは異なり、薬剤や医療的処置よりも、適切な看護アセスメントと、丁寧で科学的な看護的ケアの継続によって達成される課題が多いのが特徴です。

　また、エンド・オブ・ライフ期のこれらの課題は、家族やかかわるスタッフの間で倫理的葛藤を生じさせることも少なくありません。このような葛藤について倫理カンファレンスなどを行い、チームで十分な話し合いができる

*3　comfort feeding
食べる楽しみを目的とした、その人に合った食事摂取の支援

環境が大切になります。また、本人の代弁者としての家族を含めた意思決定支援についてもチームで取り組む必要があります。

5. 家族支援

認知症の緩和ケアには、長い旅路を伴走する家族の支援も広く包含されるべきです。長い旅路を支援するために、家族に対しても初期の適切な教育的支援、家族の相談場所の確保、家族会等のpeer groupの紹介、適切な社会的資源の活用による家族支援、代弁者としてかかわる家族に対する終末期の意思決定の支援など、それぞれのステージで適切な支援を多職種チームで行います。

以上のように、認知症の診断時から看取りまで、在宅、急性期病院、施設といった場を超えて、本人の尊厳と自律尊重の視点に立ち、家族を含めた暮らしを支援する立場に立った適切な緩和ケアが、多職種チームによって切れ目なく提供されることが大切です。

各専門職の役割

1. 医師の役割

認知症の緩和ケアにおいて医師の果たすべき役割は決して小さくはありません。医療機関受診時には正確な診断を行い、その結果を患者や家族に開示することは医師の基本的役割です。また、診断を開示するプロセスで認知症の人の初期の治療やリハビリメニューを提案し、初期のケアプランやリハビリプランを作成したり、本人や家族へ教育的支援と心理的サポートを行ったりすることも大切です。

初期の介入後は、確実にフォローアップを行うこと、合併症・併存症の管理を行うこと、さらに病状や暮らしの変化について相談を受け、ケアマネジャーなど地域の多職種と連携し、生活上の課題を解決すること、BPSDを本人の苦痛と捉え、チームで早期から適切な対応を行うことが重要です。

急な入院や独居のため暮らしの場の変更がある場合、適切な移行期の支援を行うことも大切な役割です。

重度から末期の認知症高齢者に対しては、身体合併症や併存症のマネジメント、予後の予測、苦痛の適切な評価と緩和ケアの実施が必要です。

また、どのステージにおいても、認知症の現在の状況や全身の状態を評価し、これからの見通しを立て、それをわかりやすく本人や家族、ケアにかかわる人たちに伝えること、その上で本人を人として尊重した意思決定の支援を行うことは医師の基本的な役割です。

2. リハビリテーション専門職の役割

　認知症のリハビリテーションのポイントは、①軽度の時期における進行防止のための包括的リハビリテーションプログラム、②活動・参加レベルに重点を置いた進行期のリハビリテーション、③身体合併症の予防と苦痛緩和に重点を置いた終末期リハビリテーションの3つです。「快刺激」「ほめ合う」「役割と生きがい」「コミュニケーション」「正しい方法の繰り返し（エラーレスラーニング）」など脳活性化リハビリテーションの原則を理解し、各ステージに応じてリハビリ専門職として役割を果たすことが期待されます。

　理学療法士（以下、PT）は、骨折後の歩行障害などのリハビリテーションや肺炎急性期の呼吸理学療法など気道クリアランス、併存症発症時の急性期のリハビリで重要な役割を果たします。ほかにもサルコペニア進行によるADLの低下の予防、歩行機能を喪失した後のシーティング、ポジショニングの指導、車いすなどの介護用品の選択などもPTの役割です。

　言語聴覚士（以下、ST）は、重度期以降の嚥下障害の進行による誤嚥性肺炎発症後の嚥下機能の評価において重要な役割を果たします。また、終末期になり、前述したcomfort feedingの段階になれば、家族や介護職に安全な食事介助（careful hand feeding）の指導を行います。また、経過を通じて失語が前景にたつ原発性進行性失語（PPA）や言語障害を含む高次機能障害をもつ血管性認知症などにおいては、比較的早期からコミュニケーションを維持するための言語のリハビリを必要とします。

　作業療法士（以下、OT）は、応用動作能力や社会適応能力に着目し、作業を通してかかわるリハビリ職であり、その範疇は認知機能や精神領域にも及ぶため、基本的に認知症ケアに最も幅広く対応できる職種です。軽度の時期の閉じこもりの障害に対して、「外出する」あるいは「買い物する」という行動にどのような障害があるかをアセスメントし、外出を支援します。医療にアクセスできず、閉じこもりとなっている独居や高齢世帯の認知症高齢者への初期集中支援チームとしてOTがかかわっている自治体もあります。

　認知症高齢者は、認知症の進行とともに、日常生活で行う生活行為のうち、複雑な行為から順に障害されていきます。このような生活機能障害に対するアプローチはOTが得意とするところです。例えば、認知症が重度になると、目の前の食事を自ら食べるという行為も障害されますが、食事をとるという作業がどのような認知機能の障害によってできなくなっているかをアセスメントし、支援法を検討することなどもOTの役割です。

3. 薬剤師の役割

　前述のとおり認知症高齢者は多疾患併存状態（multimorbidity）にあるためpolydoctor[*4]となり、多剤併用（polypharmacy）に陥りやすくなります。実

*4
さまざまな医療機関にかかっている状態

際は、軽度認知障害（MCI）の段階から服薬アドヒアランスが顕著に低下し、認知症だけでなく、併存症の病態の悪化を招くこともしばしばあります。そのため、MCIや軽度の段階から、計画的に減薬し、1日1回の薬剤に整理し、一包化するなどし、アドヒアランスを高める工夫が重要になります。薬剤師は、疑義照会を通じて薬剤について唯一、医師に対峙できる職種であり、自宅に赴く訪問薬剤指導を積極的に行い、服薬状況を確認し、医師に減薬や一包化を提案するなど重要な役割があります。

中等症以降でのBPSDに対する抗精神病薬などの処方においては、効果と副作用のモニタリングを支援することも期待されます。

4. ケアマネジャーの役割

認知症の本質は、緩やかに進行する生活機能障害です。このような心身の障害と生活機能障害に対して、さまざまな資源に適時適切につなげることで、その人の暮らしと人生を支えることがケースマネジメントの本質であり、それを専門職として担当するのがケアマネジャーです。

認知症にはそれぞれのステージで、ケアニーズが大きく異なるということ、また、ケアニーズは患者個人の状況だけでなく、むしろ家族形態に依存しており、家族形態によってモデルケアプランは異なるということを理解することが大切です。例えば、独居であれば手段的ADLがすべて損なわれる時期になると、独居生活は困難となること、排泄の問題が出現する重度の時期になると老老介護が成り立たなくなることなど、家族の形態を考慮に入れたプランや将来予測をしておくことが重要です（図1-4-1、図1-4-2）。

独居認知症高齢者や認知症高齢者を含む高齢世帯などでは、生活ニーズが

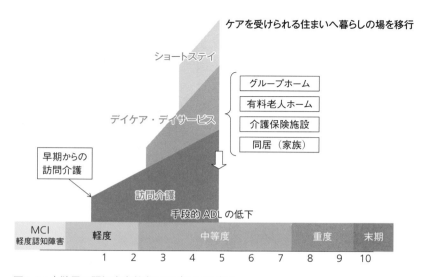

図1-4-1｜独居の認知症高齢者のモデルケアプラン

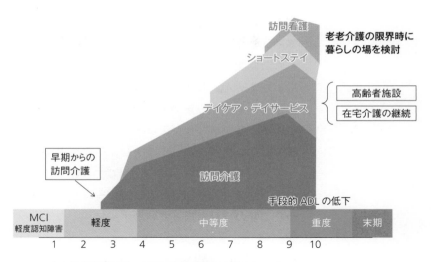

図1-4-2 | 高齢者世帯で暮らす認知症高齢者のモデルケアプラン

大きくなる一方、身体・心理的ニーズは軽視され、後回しにされがちになります。例えば、BPSDの予防やADLの維持、体調管理の上で通所ケアや通所リハビリは重要なサービスであり、通所サービスの利用なしに長期に安定した暮らしを維持することは難しいこと、認知症のBPSDの予防においてサーカディアンリズムを保つことが極めて重要であることなどを十分考慮したプランを作成する必要があります。

　また、独居高齢者など生活基盤の弱い認知症高齢者に対して、地域包括支援センターなどと連携しながら、金銭管理や入退院支援、暮らしにおける意思決定支援などソーシャルワーク的な役割も期待されます。

（平原佐斗司）

5. 看護師の役割

　看護師の活動の場は、病院や診療所などの医療機関だけでなく、療養者の自宅（訪問看護）や福祉関連施設など広がっています。どの「場」においても看護師は存在します。認知症の人が中核症状で生活がしにくい中、残された能力を最大限活用し、その人らしい日常生活を送るために、看護師の役割がとても重要になります。看護師は「療養上の世話」と「診療の補助」を業とします。"生活"と"医療"に精通して両方を専門にしています。その看護師が、認知症ケアにおいて役割・機能を発揮できるか否かで、認知症の人のケアの質、認知症にかかわる他職種たちのチーム連携に影響を与えるといっても過言ではないでしょう。

　例えば、かかりつけ医が役割を遂行するとき、訪問看護師からの情報の提供は欠かせません。医療機関においても身体疾患を抱えた認知症の人の療養

環境の調整、疾患による症状や薬物療法などを含む治療効果の見極め、家族等の調整など、看護師が行う実践は多岐にわたります。

　入院期間が短く、看護師が認知症をもつ人のケアへの意欲を持ちづらいかもしれません。しかし、認知症ケアにおいて、1人でも不適切なケアをしたら、それまで積み重ねてきたケアがうまくいきません。いつ、どんなとき、どのようなかかわりがよかったか、ケアを語る・ケアを共有する。認知症の人の微弱なサインをキャッチし、声なき声を拾う。認知症の人の苦痛を理解していくことも、看護師の役割です。容易ではありませんが、ケアの醍醐味でもあります。認知症ケアこそチームケアが重要であり、看護師は多職種をつなぐ要の役割を担っています。

6. 介護職の役割

　介護職は、認知症の人の生活支援、例えば食事・排泄など人が生活する上で欠かせない部分におけるケアを担っています。医療療養病床や高齢者施設では看護師よりも介護職のほうが多く、認知症の人にとって最も身近な職種です。

　介護職には、生活支援をとおして、認知症の人が心地よく生活できているか状態を把握し、"いつもと違う" という変化を早期に発見することが求められます。看護師は治療や緩和ケアの効果を判断するときに、観察項目・ケア方法を介護職と共有しておくと認知症の人の変化に気づけるでしょう。

7. 保健師の役割

　保健師は、「人々が健康な生活を送れるように保健活動を行う」ことを役割とし、地域住民の健康づくりが主な仕事です。多くの場合、保健センターなどの公的機関に属しています。

　地域の中で認知症の人を支援する医師や看護師などの他職種へ情報提供を行い、専門職と認知症の人やその家族をつなぐ役割があります。認知症ケアにおいて、保健師は認知症の人の家庭を訪問したり、認知症予防や、家族・介護者の相談を受けたりすることもあります。

8. 社会福祉士の役割

　社会福祉士は、高齢者施設・医療機関・地域包括支援センターなどで相談援助を行っています。認知症の人が尊厳を持った生活を営むことができるよう、関係するさまざまな専門職や事業者、ボランティア等との連携をはかり、当該担当者への橋渡しを担います。そして、医療機関や高齢者施設等からの在宅復帰の支援、介護サービスや社会資源の活用の提案等、認知症の人やその家族等が抱える生活課題の解決に取り組んでいます。

9. 精神保健福祉士の役割

　精神保健福祉士は、主に精神科医療機関や精神科診療所、医療機関併設の
デイケアなどで相談援助に携わっています。認知症の人が精神科医療機関に
入院した場合は、退院後に活用できる制度・サービスの提案や利用の調整な
ど、スムーズに自宅へ退院し日常生活を送るための支援を担います。

（桑田美代子）

認知症ケアにおける薬剤の役割

1. アルツハイマー型認知症の薬剤療法

　認知症の95％は進行性の疾患であり、多くは病みの軌跡に抗うことはで
きません。アルツハイマー型認知症（以下、AD）に対して抗認知症薬がわず
かに進行を遅らせ、抗血小板薬が血管性認知症の進行を遅らせるのみです。
軽度ADで、ドネペジル塩酸塩（アリセプト®）などのコリンエステラーゼ阻
害薬（以下、ChE-I）を使うと、およそ半分の人に1年ほど進行を遅らせる効
果があります。この期間が、家族が認知症について学んだり、話し合いをし
たり、環境を整備したりする時間となり、認知症の旅の準備ができます。

　アセチルコリン（以下、ACh）は知覚や記憶などをつかさどる脳内物質で
すが、ADでは脳の中心部にあるマイネルト核からのAChの放出が低下しま
す（コリン仮説）。ChE-Iは、AChの分解を阻害することで神経間隙のACh量
を増やしてコリン作動性ニューロンのはたらきを高めます。ドネペジル塩酸
塩のみが軽度〜重度の全病期で投与可能であり、ガランタミン（レミニー
ル®）およびリバスチグミン（リバスタッチパッチ®）は軽度〜中等度に保険
適用があります。うつ状態、あるいはアパシーを伴う場合はドネペジルが、
陽性症状が強い場合はガランタミンが選ばれる傾向があります。実際の臨床
では、アドヒアランスを重視して1日1回の薬剤（ドネペジル、リバスチグミ
ン貼付剤）が優先的に用いられる傾向にあります。

　メマンチンは記憶に関与するもう1つの脳内物質であるグルタミン系に作
用する薬剤（グルタミン酸受容体の1つであるNMDA受容体拮抗薬）で、中等
度〜高度のADに適応があります。メマンチンは徘徊や易怒性などのBPSD
が目立つ場合に好んで投与されます。いずれの薬剤も少量から段階的に増や
していく薬剤ですが、導入時にはChE-Iは嘔気や下痢、徐脈に注意し、メマ
ンチンはめまいやふらつきに注意します。

2. 非アルツハイマー型認知症に対する薬剤療法

　一方、レビー小体型認知症（DLB）や前頭側頭型認知症（FTD）などでは、

進行を遅らせる薬剤は開発されていません。しかし、DLBに伴うBPSDや身体症状に対しては薬剤が役に立つ場面が多くあります。

❶レビー小体型認知症（DLB）

DLBでは、AD以上に脳内のAChが低下しており、DLBの注意障害等の中核症状に対してもドネペジルを基本薬として投与します。日本ではアリセプト®のみがDLBの保険適用を有していますが、海外ではリバスチグミンもしばしば用いられます。

また、DLBの8割に幻視が出現しますが、幻視によって不安や不穏がもたらされている場合は薬剤治療の対象となります。ドネペジルは幻視に対して即効性があり第一選択薬に位置づけられています。抑肝散は即効性はありませんが、必要に応じて追加するとよいでしょう。DLBではうつ状態が併発しやすく（約5割）、診断初期にはうつ病と誤診されているケースも少なくありません。うつ状態の多くはドネペジルの投与で改善しますが、改善しない場合は選択的セロトニン再取り込み阻害薬（SSRI）などの抗うつ薬の投与を検討します。

DLBが進行するとパーキンソン症状の出現は必発です。パーキンソン病と違い症状は両側性であり、振戦は目立たず、固縮、無動が中心です。運動症状に対しては幻視等の悪化に留意しながら、L-DOPAを少量から用いるようにします。

筋緊張が強いDLBでは、夜間レム期にみた夢を身体で表現するレム睡眠行動障害（RBD）が出現します。RBDはしばしば夜間せん妄と誤診され、抗精神病薬が投与されることがありますが、錐体街路症状（EPS）の悪化により、転倒したり、寝たきり状態となったりすることがあるので注意が必要です。RBDに対しては、サーカディアンリズムを確保するためのケアの工夫とともに、少量のクロナゼパム（リボトリール®）の夕食後投与が有効です。

DLBでは、自律神経障害が本人の苦痛になっていることが多く、QOLを低下させる要因となっています。起立性低血圧に対して、ストッキングなどによる圧迫とともに、ドロキシドパ（ドプス®）あるいはミドドリン塩酸塩（メトリジン®）などを投与します。尿失禁や過活動性膀胱に対しては抗コリン剤は認知機能障害を悪化させる可能性があるため、ミラベグロン（ベタニス®）やビベグロン（ベオーパ®）などのβ3刺激薬を使用します。また、弛緩性便秘も必発であり、緩下剤をうまく使用しつつ、生活習慣や運動、食事などの指導を行います。

DLBでは51％に妄想性誤認症候群[*5]が出現します。特にCapgras妄想（カプグラ）、Fregoli妄想（フレゴリ）、幻の同居人、家の誤認症候群、テレビ誤認症候群、嫉妬妄想など特徴的な妄想が出現し、介護負担、生活の困難感に直結します。妄想が出現した場合は、基本的には非定型抗精神病薬を投与せざるを得ず、この場合

＊5
Capgras妄想（例：娘が瓜二つの替え玉と入れ替わっている）、Fregoli妄想（例：同じ人物が多数いる）、幻の同居人（他人が家に住んでいると思い込む）、家の誤認症候群（例：別の場所にもう1つ自宅がある）、テレビ誤認症候群（例：テレビの中の人物が部屋にいる）、嫉妬妄想（例：配偶者が浮気していると決めつける）

はEPSが悪化しにくいオランザピン（ジプレキサ®）2.5mgが第一選択、クエチアピン（セロクエル®）25mgが第二選択となります。ただし、これらの薬剤は糖尿病では禁忌であるため、糖尿病を併発する場合はペロスピロン（ルーラン®）等が用いられます。いずれも、EPSの悪化、転倒等に注意して、少量から用い、丁寧にモニタリングすることが重要です。

❷前頭側頭型認知症、行動異常型前頭側頭型認知症

　前頭葉に病変の中心があり行動障害や性格変化が前面に出る認知症を前頭側頭型認知症（FTD）あるいは行動異常型前頭側頭型認知症（以下、bvFTD）といいます。bvFTDは病理背景も多彩であり、薬物療法についてのエビデンスもほとんどなく、ChE-Iやメマンチンも無効です。脱抑制や常同性などの行動障害に対しては、フルボキサミン（ルボックス®）、トラゾドン（レスリン®）、セルトラリン（ジェイゾロフト®）などのSSRIの使用が推奨されます。

3. BPSD等に対して

　BPSDに対しては、非薬物的介入を優先しますが、中等度から重度のBPSDでは、非薬物的な介入を十分行った上で薬物療法を検討します。

　うつに対してはドネペジルやSSRI、アパシーに対してはドネペジルや人参養栄湯などを用います。

　不眠に対しては、ラメルテオン（ロゼレム®）、スボレキサント（ベルソムラ®）、ゾルピデム（マイスリー®）、エスゾピクロン（ルネスタ®）など極力非ベンゾ系薬剤を用い、場合によっては催眠作用のあるSSRIのトラゾドン塩酸塩（レスリン®）や非定型抗精神病薬のクエチアピン（セロクエル®）を選択します。

　不安焦燥でベンゾジアゼピン系薬を用いる場合は、抗不安作用が強く、薬剤の相互作用が少ないロラゼパム（ワイパックス®）が用いられます。また、易怒性や攻撃性、脱抑制、焦燥などには、バルプロ酸Na（デパケン®）やカルバマゼピン（テグレトール®）などの少量の抗てんかん薬が用いられることがあります。しかし、これらの症状が強い場合はリスペリドンなどの非定型抗精神病薬が必要となります。

　妄想や強い攻撃性等では、リスペリドンなどの非定型抗精神病薬を低用量（リスペリドンでは0.5mg以下）から慎重に開始します。投与後はチームで慎重に効果とEPS（転倒、嚥下障害）、傾眠・鎮静などの副作用をモニタリングします。非定型抗精神病薬の長期投与により、心不全や肺炎での死亡率が1.6～1.7倍となることがわかっており、漫然とは継続せず、定期的に中止や減量を検討するようにします。

（平原佐斗司）

5 認知症の症状緩和の必要性と意思決定支援

症状緩和の必要性

　1章2で述べたように緩和ケアアプローチでは、疾病の経過を把握し対策を立て、ケアを実施します。認知症の経過はがんや臓器障害の経過と比較して、全身機能の低下が緩徐に進むことから予後予測が難しくなります。しかし、認知症の人が疾病のどの時期にいるのかを把握し、本人に今後どのように生きていきたいと考えているのかを繰り返し聞き、治療のゴールの見通しを立てることはできます。また、確実な治療法はありませんが、認知症の人が抱える問題・痛みへの対応がQOLの維持・向上や症状の緩和につながります。認知症における緩和ケアの有効性に関する研究はがんと比べて少ないものの、ホスピスプログラムの有益性は少しずつ報告されています。

　認知症の人は、認知症を伴わない人と比べ、老年症候群などの併存症が多いことが知られています。あるケースコントロールスタディでは、アルツハイマー型認知症の患者に、パーキンソン病やてんかん、感覚障害、感染、低栄養、大腿骨頸部骨折を含む外傷、褥瘡が、対照群と比較してより多く発症していました[1]。また、高齢者ケア施設に入所している認知症の人の70～80％がなんらかの痛みを抱えている[2]といわれています。痛みは客観的な評価が難しく、また認知症の人は言語的に訴えるのが困難であるため、医療者や介護者に認識されず対応されないことがあります。認知症が重度になるほどこの傾向は高くなります。

　このような身体症状の問題・痛みは、認知症の人の現状の生活だけでなく、これからどのように暮らし生きていきたいかという意思決定にも影響します。意思決定を支えるためにも身体症状の緩和ケアは欠かせません。

1. 感染症

　認知症の進行に伴い避けられない合併症はさまざまありますが、その1つに感染症が挙げられます。認知症の人に生じやすい感染症は、尿路感染、

上・下気道感染、皮膚・皮下組織の感染です。特に気管支肺炎はアルツハイマー型認知症の人の死因の60％を占めます。また、認知症が重度になると、摂食・嚥下障害に伴う低栄養・免疫不全や誤嚥性肺炎などの感染症が課題となります。重度の認知症の人を対象とした観察研究では、86％に摂食・嚥下障害があることが示されています。

　感染症にかかりやすい状態であることを踏まえ、身体症状をよく観察し早期に発見・対応していくことが医療者には求められるのです。

2. 身体症状とBPSD

　認知症の人は、常に身体症状を過小診断・過小治療されている危険があることは繰り返し指摘されています。これは認知症の人が身体的な不調・痛みを言語的に訴えたり説明したりするのが難しく、医療者・介護者が認識せずに十分評価しない場合が多いからです。しかし、放っておかれた身体的な不調・痛みの訴えは行動・心理症状（以下、BPSD）として表れます。そのため、BPSDへ対応する際は、なんらかの身体的な不調・痛みの訴えであることを疑い、身体症状を評価します。例えば、疼痛緩和や抑うつによる症状（不眠や頭痛等）、身体活動の制限への緩和ケアによって、興奮が鎮まるといわれています。

　認知症の人の身体症状の評価では、医療者・介護者がその人の生活をよく観察し、“いつもと違う”という変化に気づくことが大切です。それによってBPSDの原因・誘因も特定しやすくなります。また、認知症の人の痛みの評価では、信頼性は落ちるものの自己評価は欠かせません。軽度および中等度の認知症の場合は、自己評価とともに疼痛評価も実施します。重度の認知症の場合は、自己評価は困難なため、身振りや顔つきを手がかりにアセスメントします。認知症の痛みの評価に関してはこれまでにさまざまなツールが開発されているため、それらも活用するとよいでしょう。

意思能力と
障害のある人・医療における意思決定支援

1. 意思能力

　意思能力とは、通常の成人が身のまわりのことや社会生活に関する事柄を適切に評価し、それに対する自己行為の結果を弁識し判断できる能力のことをいいます。一般に、意思能力がある人のとった行動は、ほかの人に危害を与えない限り、本人の自己決定として尊重されるのが原則です。

　一方、意思能力がない（十分な判断能力がない）場合、本人の行動や選択は、

「本人の自己決定だから」とそのまま無条件に尊重されるわけではありません。例えば、重要な財産（土地や家等）を処分する際の契約などは、本人に意思能力がない（十分な判断能力がない）と判断されれば、その契約は無効となります。

2. 知的障害、精神障害のある人の意思決定支援の変化

　従来、知的障害の人や精神障害のある人に十分な判断能力がないと判断した場合は、「本人が決められなければ、決められる人が本人の立場に立って考え決めるのがよい。それが結局は本人のためになる」という保護的な対応がなされてきました。しかし、1950年代に北欧で起こった障害のある人の処遇改善を求める運動を機に提唱されたノーマライゼーションを基に、障害のある人への支援の考え方は大きく変わり始めました。ノーマライゼーションとは、障害があったとしても、障害のない人と同様の生活と権利が保障されなければならないという考え方です。

　この流れの中で、障害のある人の意思決定支援に関しては、従来の保護的な対応（周囲の支援者が代わりに決める）から、本人の自己決定を尊重し（本人の残存能力を最大限活用し、まずは本人が決められるよう支援する）、障害のある人それぞれのニーズに応じて支援する方向へ転換が生じました。また、2006年に国連総会で障害者権利条約が採択されたことにより、ノーマライゼーションの考え方は世界中に広がりました。

3. 医療における意思決定

　医療に関する行為は、患者に対して十分に説明した上で、患者からインフォームド・コンセントを得て行うのが原則です。医療者の説明を理解し判断・決定できる能力は、治療同意能力や医療における意思決定能力と呼ばれています。

　医療における意思決定は、本人の身体・命に関することであり、本人にとってかけがえのないものです。そのため、周囲の人ではなく本人が決めるのがふさわしいといえます。たとえ認知症の人の場合でも、まずは本人の希望や意向を尋ねるところから始めるのが重要です。実際には、本人に理解できない様子があると、家族に同意を求め、それを本人の意思決定とすることがあります。しかし、家族から得た同意に関しては法的根拠がないため注意が必要です。

認知症の人の意思決定支援

1. 認知症の人の意思決定における困難

認知症の人は、意思決定する上でさまざまな困難があります。記憶障害や実行機能障害などにより、自分の病状・状況を正確に理解できず決められないということだけでなく、意思を周囲の人に正しく理解してもらえない困難もあります。例えば、病棟の夕方の場面を思い浮かべてみましょう。入院中の認知症の人の多くは身体的苦痛があり、精神的にも不安定な状態です。さらに夕方は、入院していることや時間などを正しく認識できなくなる見当識障害が表れやすくなります。それにより不安にかられ、「家に帰りたい」と強く訴える場合があります。このとき、医療者が「帰りたい」という言葉だけを捉え、「治療を拒否した」と解釈したらどうでしょうか。本人は「不安」だから帰りたいと訴えただけで、治療をどうするかまでは考えていないはずです。この医療者は、本人の意思を理解できているとはいえません。認知症の人が発した言葉をそのまま本人の意思と捉え、その人の意思決定として尊重するのは決して適切な支援ではないことがわかります。

また、医療者がすすめる治療やケアを拒否したからといって意思決定能力がないと判断してしまう傾向も注意です。本人が説明を十分理解し、価値観に沿って合理的に判断しているかどうかを評価する必要があります。

2. 意思決定能力の評価とそれを踏まえた支援

認知症の人の意思決定支援では、まず本人が自分の病状・状況や医療者の説明などをどれくらい理解しているか、意思決定能力を確認するところから始めます。意思決定能力とは、2018年6月に公表された「認知症の人の日常生活・社会生活における意思決定支援ガイドライン」[3]において次の4つの力によって構成されるものとして示されています。
①理解する力：説明の内容をどの程度理解しているか
②認識する力：自分のこととして認識しているか
③論理的に考える力：論理的な判断ができるか
④選択を表明できる力：意思を表明できるか

意思決定能力は認知機能検査を行うことで評価できると思われがちですが、Mini Mental State Examination（MMSE）や長谷川式簡易知能評価スケール（HDS-R）では、把握できません。同ガイドラインには、意思決定能力の評価判定について、本人の認知機能や身体および精神の状態を的確に示すような情報と本人の生活状況等に関する情報によって適切に判断することと記されています。さらに、意思決定能力を有することを前提に意思決定を支援し、

また、本人の認知能力を向上させる働きかけを行うことも求めています。これは、2019年6月に公表された「身寄りがない人の入院及び医療に係る意思決定が困難な人への支援に関するガイドライン」[4] においても強調されています。

　従来、認知症の人の意思決定においては前述の知的障害の人や精神障害の人と同様、意思決定能力が低下していると捉えると、家族や介護者による代行決定が慣習として行われてきました。しかし、ノーマライゼーションの普及とともに、本人の意思の尊重が基本となり、また単に意思決定能力の評価を行うだけではなく、その能力が低下していたとしても、残存能力を最大限活用し決定できるよう支援することが強く求められるようになったのです。

引用文献
1) Birch D., Draper J. : A critical literature review exploring the challenges of delivering effective palliative care to older people with dementia, Journal of clinical nursing, 17 (9), p.1144–1163, 2008.
2) van der Steen J.T., Radbruch L., Hertogh C.M., et al. : White paper defining optimal palliative care in older people with dementia A Delphi study and recommendations from the European Association for Palliative Care, Palliative Medicine, 28 (3), p.197–209, 2013.
3) 厚生労働省：認知症の人の日常生活・社会生活における意思決定支援ガイドライン，https://www.mhlw.go.jp/file/06-Seisakujouhou-12300000-Roukenkyoku/0000212396.pdf［2022.6.1確認］
4) 厚生労働省：身寄りがない人の入院及び医療に係る意思決定が困難な人への支援に関するガイドライン，https://www.mhlw.go.jp/content/000516181.pdf［2022.6.1確認］

参考文献
・British Medical Association, The Law Society : Assessment of Mental capacity Guidance for Doctors and lawyers, British Medical Association, 1995.
・日本緩和医療学会：「WHO（世界保健機関）による緩和ケアの定義（2002）」定訳，https://www.jspm.ne.jp/recommendations/individual.html?entry_id=51［2022.6.2確認］
・厚生労働省：人生の最終段階における医療・ケアの決定プロセスに関するガイドライン，https://www.mhlw.go.jp/file/04-Houdouhappyou-10802000-Iseikyoku-Shidouka/0000197701.pdf［2022.6.3確認］

（小川朝生）

「大切にしてもらえている」と家族も感じられるケアを

急性期病院から医療療養型病院へ転院となったAさん

急性期病院で類天疱瘡の治療を終えたAさん（80代後半／男性）が、医療療養型病院へ転院してきました。Aさんは5年ほど前にアルツハイマー型認知症の診断を受け、これまで在宅では80代の妻が、寛解と再発を繰り返す皮膚の状態を観察しながら、日常生活を支えてきました。しかし妻の腰痛が悪化し、これ以上の在宅介護は難しいと思われたことから、医療療養型病院への転院を決心されたのです。

急性期病院を退院する日、Aさんは「自宅へ帰れる」と思っていたため、見慣れぬ病院に到着したことに怪訝な表情を見せ、「どうしてこんな所にまた入院しないといけないんや。家に帰る。だいたいあの家は、わしが建てた家やぞ」と大きな声で訴えました。妻は、「ごめんね、お父さん。本当は連れて帰ってあげたいの。でも今の私じゃ、もうお父さんの世話ができないの。ごめんね。ごめんね」としきりに謝っておられました。

家族が抱く精神的・社会的痛みとスピリチュアルペインへのケア

医療療養型病院は、急性期の治療が終了した後、酸素吸入や吸引、中心静脈からの栄養輸液等、医学的な管理が必要な人が療養生活を送る場所です。認知症の進行とともに、家族が担う日常生活援助が増えていく中、さらなる医学的な管理が必要な状況は、認知症を持つ人の在宅生活を困難にしていきます。

先ほどのAさんの叫びを聞いた妻は、自分の体の自由が利かない情けなさ、長年連れ添った夫と一緒にいられない寂しさ、自宅で介護してあげられない罪悪感等を抱いているのではないでしょうか。このとき、どのようなケアが必要でしょう。めざすのは、Aさんが医療療養型病院で質の高い日常生活援助を受けること、場に馴染み日々に楽しみを見つけながら生活できることです。

Aさんにとっては、どんなに月日が経とうと在宅が一番かもしれません。しかしながら、在宅で家族が介護に疲弊し、認知症を持つ人に陰性感情を抱きながら日々を送ることは、決して誰の幸せにもなりません。一つ屋根の下にいられなくても、会うときにはお互いがいつも笑顔でいることができ、その際に「（認知症を持つ人が）ここで大切にしてもらえている」と家族が感じられるようにすることが、家族の苦痛の緩和につながります。加えて、病院でのその人の様子を家族に丁寧に伝え、互いの存在を身近に感じ取ってもらえるようにしていくことも、家族への大切なスピリチュアルケアとなります。

（西山みどり）

家族が抱く精神的・社会的痛みと スピリチュアルペインへのケア
治療の「その先」にあるQOLを考える

身体拘束を受けた家族の語り

　認知症高齢者が病院に入院すると、病気を治すための身体治療が最優先になり、治療の遂行のために身体拘束がされることがあります。家族は「本人の自由を奪う身体拘束はできればしてほしくない」と思っていても、治療を安全に行うためには必要だと医療者から説明されると、断ることはできずに容認せざるを得ない状況があるのではないでしょうか。

　「父が縛られることに同意はできない……。83歳だった亡父が心筋梗塞のステント治療を終え一般病室へ移動した直後、看護師から署名するよう身体拘束同意書を手渡され、うろたえました」[1]と平岩さんは、初期のアルツハイマー型認知症の診断を受けていた父親が入院した際の身体拘束による精神的・社会的苦痛とスピリチュアルペインを、家族の立場から率直に語っています。

　つまり、身体拘束を行うことが本人のみならず家族に対してもさまざまな苦痛を与えてしまうという事実を肝に銘じなければなりません。

治療と並行したADL維持・回復の アプローチを

　「フレイル」な認知症高齢者に対して身体拘束を行えば、病気の治療は行えたとしても、あっという間に筋力は低下してフレイルが進行し認知症も悪化、QOLも低下してしまいます。「治したい」というキュアのアプローチが、高齢者の体力をかえって失わせ、本人のADLやQOLを著しく低下させる結果になってしまっているのです[2]。認知症高齢者の治療の先にあるQOLが保障されていない状況は、認知症高齢者の家族にとっても、精神的・社会的苦痛や苦悩、スピリチュアルペインにつながります。

　患者中心の医療やケアの実現に向けて、治療の判断については医師1人で行うのではなく、認知症高齢者の価値観や生き方についても確認しながら、本人や家族を含めた医療ケアチームで相談します。その際、安易な身体拘束が認知症高齢者本人はもちろん、家族にとってもつらい体験になることを念頭に、治療のその先にあるQOLの維持・向上が担保されるかを繰り返し話し合う必要があると考えます。

　「急性期病院において認知症高齢者を擁護する」日本老年看護学会の立場表明2016[3]では、治療後の回復像を家族と共有して認知症高齢者が早期に生活の場に戻れるよう支援することや、治療と並行してADL維持・回復のためのアプローチができるよう、医師や他職種と連携することの重要性が示されています。また本人・家族が安心して退院できるよう、急性期病院の看護師が地域ケアの視点を持って、退院先でのケア環境を整えることや退院先のケア提供者と情報共有することを役割とすることも示されており、参考になります。

引用文献
1) 平岩千代子：“認知症と拘束”尊厳回復に挑むナースたち－Restraints in Nursing，日本看護協会出版会，p.2，2021.
2) 小林亜津子：QOLって何だろう　医療とケアの生命倫理，筑摩書房，p.64，2018.
3) 日本老年看護学会：「急性期病院において認知症高齢者を擁護する」日本老年看護学会の立場表明2016. http://www.rounenkango.com/ ［2022年6月28日閲覧］

（日向園惠）

第 2 章

認知症のステージごとの緩和ケアの特徴

1 認知症の病態の評価と予後予測

認知症とは

1. 認知症の判断

　認知症は、①知的機能が持続的に低下する、②複数の認知機能障害がある、③（その結果）日常生活や社会生活に支障を来しているの3点を満たし、かつ意識が清明である（せん妄のような意識障害で生じているのではない）場合を指します。

　認知症かどうかを判断するポイントは、特に③日常生活や社会生活に支障を来していること、言い換えれば「1人で日常生活・社会生活を営めない（何かしらのサポートが必要）」点です。この日常生活・社会生活に支障を来す段階とは、「薬の自己管理ができない」「1人で通院できない」など手段的日常生活動作（IADL）の低下がみられるようになったときです。一般病棟で考えれば、なんらかの退院支援が必要かどうかを検討する時点で、その患者は認知機能が低下している可能性があります。

　近年では正常な加齢によるもの忘れと認知症との境界領域である軽度認知機能障害（MCI）も注目されています。MCIは「以前に比べると認知機能（記憶や注意力、実行機能など）の低下が生じているものの、日常生活には支障を来していない状態」を指し、認知症の予備軍として考えられています。

2. わが国の認知症有症率と原因疾患

　わが国では、2020年時点で65歳以上の人口の約17％が認知症に罹患していると推測されています[*1]。認知症は加齢に伴って有症率が増加し、85歳以上の有症率は50％以上ともいわれます[*2]。

　認知症はあくまでも「状態」であり、その原因となる疾患は複数あります。最も多い原因疾患はアルツハイマー型認知症で、認知症全体のおおよそ50％を占めます。脳血管性認知症、レビー小体型認知症、前頭側頭葉変性症と続き、これらを4大認知症と呼び、全認知症の症例の90％に及びます。

*1
内閣府：平成29年版高齢社会白書

*2
二宮利治：厚生労働科学研究費補助金厚生労働科学特別研究事業　日本における認知症の高齢者人口の将来推計に関する研究　平成26年度総括・分担研究報告書，https://mhlw-grants.niph.go.jp/system/files/2014/141031/201405037A/201405037A0001.pdf ［2022.6.3確認］

3. 病態の進行

　例えば、アルツハイマー型認知症は、3つの段階を経て進みます。

①前臨床期（40〜50代から表れるといわれる）：脳内にアミロイドβが沈着し始める（臨床症状はない）

②軽度認知障害期：アミロイドβの蓄積が進行し、神経変性疾患により軽度の記憶障害や実行機能障害が表れ始めるが、本人の工夫で日常生活・社会生活に支障はない

③認知症期：症状が進行し、日常生活・社会生活に支障を来し始める。当初は記憶障害や意欲・自発性の低下が表れ、次いで視空間認知機能障害、失語等が見られ、さまざまな合併症等も引き起こし、やがて寝たきりに至る。最終的には感染症や心不全等が原因で亡くなる

　病態の評価では、脳の神経細胞脱落により生じる認知機能障害（中核症状）と、その結果表れる日常生活への影響がどの程度なのか（どのような症状が出ているのか）を観察します（表2-1-1）。脳の構造評価（頭部CT検査や頭部MRI検査）や脳血流・代謝評価（SPECT検査）等はあくまでも診断補助として行います。

表2-1-1 | 認知症で出現する認知機能障害（中核症状）と日常生活で表れる症状の例

認知機能障害	日常生活で表れる症状の例
複雑性注意	・会話に集中できず、ちょっとした物音や人の動きで気が散る ・食事中にほかの患者や見舞客の動き等につられてしまい、集中できない
実行機能	・段階を踏むような作業を進めるのに以前よりも努力を要する ・決断力がなくなる ・服薬の自己管理が難しくなる ・ストーマの自己管理などができなくなる ・シャワーやリモコン、電話などの使い方がわからない ・診察の予約時間を間違える、キャンセルが増える
記憶	・最近の出来事を思い出すのに苦労する ・担当医と面談したことや服薬したかどうか等を覚えていない ・同じ内容の話を繰り返す ・物をなくす ・物を誤った場所に置く
言語	・会話の中で「あれ」「それ」が多くなる ・途中で言葉が途切れる ・難しい言い回しを理解できなくなる ・「何を言いたいのかわかるよね」とよく言うようになり、思い出せない言葉を周囲の人に補ってもらうようになる
視空間認知	・部屋を間違える ・初めての道順を覚えられない ・物の組み立てや縫い物、編み物が苦手になる ・便座や椅子にまっすぐ腰を下ろすことが難しくなる
社会的認知	・場の雰囲気や状況にそぐわない態度や仕草が目立つ ・同じ服を毎日着続ける

4. 認知機能障害とBPSD

　認知症の症状は、大きく認知機能障害と行動・心理症状（以下、BPSD）の2つに分けられます。

　認知機能障害は、脳自体の障害（神経変性疾患）により出現する症状です。脳は部位ごとに機能が異なるため、障害される部位によって、出現する症状も異なります。例えば、アルツハイマー型認知症では、早期に海馬が萎縮し記憶障害が出やすいのが特徴です。次第に病変は脳全体に及び、視空間認知機能障害や言語障害などが生じます。

　BPSDには、幻覚（幻視や幻聴など）や妄想（例：物を盗られた、嫉妬）、徘徊、抑うつ、易怒性などがあります。これまでは問題行動や精神症状、周辺症状と呼ばれていました。これらの症状は、認知機能障害により、環境にうまく適応できなくなった結果生じた"不適応"症状であり、まずは環境整備やケアの工夫により予防や治療が可能と考えられています。

　認知機能の評価には、改訂長谷川式簡易知能評価スケールやMini Mental State Examination（MMSE）、Montreal Cognitive Assessment（MoCA）などが用いられます。注意したいのは、これらの検査ツールだけで認知症の人の抱える障害（苦痛）をすべて評価できるわけではないということです。例えば、意思決定能力は、全般的な認知機能の評価との関連は高くはなく、それよりも実行機能障害とのほうが高い相関を示します。また、認知機能の検査を実施するよりも、前述の病態の評価と同様に、IADLや日常生活動作（ADL）の評価を優先したほうが、どういった認知機能障害があるのかを特定でき、適切なケアを行えると考えます。まずは認知症の人にIADLやADLに関する自覚症状を確認する（表2-1-2）、その内容について家族や周囲の人にも話を聞き客観的な認識と照らし合わせ、認知機能障害を評価し、必要な支援内容・方法を検討するとよいでしょう。

表2-1-2 │ IADLとADLの自覚症状を確認する際の主な内容

手段的日常生活動作 （IADL）	・服薬管理 ・食事の支度や洗濯、掃除などの家事 ・金銭管理 ・食品・衣服の購入 ・電話やテレビ等の使用
日常生活動作（ADL）	・入浴 ・更衣 ・食事 ・歩行 ・移乗動作 ・排尿、排便

非薬物療法

　認知症の代表的な疾患であるアルツハイマー型認知症は、脳の神経細胞が死滅する結果、脳機能が失われた状態です。今の医療では、失われた神経細胞を回復させるのは困難なため、治療目標は、残存する機能の保持・改善をはかることになります。

　薬物療法については1章で触れているため、ここでは非薬物療法について示します。低下した認知機能障害による日常生活への支障を軽減するために、本人の意欲や好みに合わせて提案されるとよいでしょう。

1. 習慣づけ

　記憶障害のある人が新しい記憶を保持するためには、習慣化できる方法を用いることが大切です。認知症では、エピソード記憶*3は障害される一方、手続き記憶*4は障害されにくいため、習慣化されたことは忘れにくいのです。

　例えば、片付ける場所を一定の場所に定める、1日の用事は同じカレンダーに書くなど習慣化をはかることで、忘れずに本人が自ら行えます。

2. メモをとる、カレンダーやホワイトボード等に書く

　健常な人も、メモをとるなど記憶を補助するためになんらかの記録を残す工夫は行っています。月日や曜日がわからなくなることは認知症の初期から多々あるため、カレンダーやホワイトボードを用意して記入しておくと記憶の補助になります。

3. デイケア・デイサービスの利用など社会活動への参加

　積極的に外出し、他人と交流をはかることは、社会的な刺激を得られ、気分転換やアパシーの軽減につながるといわれています。また、日中の覚醒を促し睡眠・覚醒リズムが整うため、BPSDの予防にもなります。

4. 運動

　運動は、循環器機能の維持や糖尿病・肥満・フレイルの予防にもつながります。軽度から中等度の認知症においては、効果量は小さいながらも精神機能の改善につながる可能性もあるとされています。認知機能自体を改善するかははっきり示されていません。

　運動強度は高いほうが効果があるといわれていますが、本人にとってきつい運動は続けるのが難しいものです。継続してできる運動を行うのが重要と考えます。

認知症の予後予測

　認知症は、生命予後が不良です。一般的に女性のほうが、また若年で発症する人のほうが、進行が早く悪化しやすいといわれています。

　認知症の診断時からの生命予後に関しては、いくつかのコホート研究によって明らかになってきました[1-4]。認知症の原因となる疾患によって幅はあるものの、生命予後はおしなべて3年～4年半です。また、60代で発症した場合は6.7年なのに対し、90代では1.9年に留まったとの報告もあります。

　緩和ケアにおいて重要なのは、今が疾病の軌跡のどの位置にいて、今後どのような展開が起こりうるのかを予想し、先回りして対処することです。これらの生命予後に関する研究は、緩和ケアを行う上で大事なポイントを示しています。次にそれらをまとめました。

- 認知症の診断時からの予後は一般に考えられているよりも短いこと
- 多くは認知症の進行によって（高度の認知症に至って）死亡する前に、併存症・合併症が原因で死亡している。そのため、認知症の人のこれからの生活を考える際は、認知症の進行だけではなく、ほかの急性疾患に罹患した場合も含める必要があること
- コリンエステラーゼ阻害薬による生命予後の延長は認められていないため、薬物療法・非薬物療法を含め、認知症の治療は緩和ケアに包含されること

　認知症のケアというと、認知症の症状だけを追いがちです。しかし、認知症の人の予後予測を踏まえると、身体機能や併存症・合併症との相互作用を含めたケアが必要であり、それに対応していくためにも認知症の人への緩和ケアはあらためて重要であるといえます。

引用文献

1) Xie J., Brayne C., Matthews F.E. : Survival times in people with dementia analysis from population based cohort study with 14 year follow-up, British Medical Journal, 336（7638）, p.258-262, 2008.
2) Carone M., Asgharian M., Jewell N.P. : Estimating the lifetime risk of dementia in the Canadian elderly population using cross-sectional cohort survival data, Journal of the American Statistical Association,109（505）, p.24-35, 2014.
3) Rait G., Walters K., Bottomley C., et al. : Survival of people with clinical diagnosis of dementia in primary care cohort study, British Medical Journal, 341, p.3584, 2010.
4) van der Steen J.T., Radbruch L., Hertogh C.M., et al. : White paper defining optimal palliative care in older people with dementia A Delphi study and recommendations from the European Association for Palliative Care, Palliative Medicine, 28（3）, p.197-209, 2013.

（小川朝生）

2 MCI、告知の前後、軽度認知症の人への緩和ケア

認知症の診断前後や軽度認知症の人への支援のポイントは多岐にわたります。具体的には、①知的活動や運動などのリハビリテーション、慢性疾患の管理、抗認知症薬の投与など進行を遅らせるための取り組み、②本人のスピリチュアルペインに対する支援、③家族への教育的支援・心理的支援、④アドバンス・ケア・プランニング（ACP）やライフレビューなど将来に備えた取り組み、⑤安全の確保（消費者被害の防止など）、⑥社会的手続き・服薬・買い物などの手段的日常生活動作（IADL）の一部に対する生活支援などです。

なぜ診断結果をシェアするプロセスが重要なのか

本人・家族が医療機関の門を最初に叩くときが医療の介入の最適のタイミングです。このとき、医師がまず行うべきは正確な診断です。しかし、正確な診断がなされても、診断結果が本人・家族にシェアされ、生活やケア、また意思決定に活かされていかないと意味がありません。そこで、診断を開示（disclosure）するプロセスが重要なのです。

先進国では、2000年ごろから診断の早期開示が、認知症初期に最も重要な介入であり、本人・家族だけでなく、医療者や社会にも利益をもたらすことが報告され、その必要性が認識されています[1]。また、診断結果を知ることは、「患者の基本的人権」であると考えられており、医師は正当な理由がない限りは、本人に診断の開示を行うべきとされています。

診断結果を伝える際はまず、診療の最後などゆっくり話せる時間を確保し、本人が信頼している人も同席できるように場を設定します。説明に当たって、医師は本人の記憶力や言語機能、論理的思考力、抽象的思考力、注意力などの認知機能だけでなく、本人の教育的背景、文化的背景、人生の文脈を考慮しながら、本人の現時点での病状の理解を踏まえ、診断結果を伝えます。また、不必要な不安や苦しみを引き起こさないように十分に配慮し、診断後の心理的サポートを得られる機会を提供すること[2]、1回だけではなく説明の

機会を複数回持つことも大切です。

このように本人・家族に対して診断結果を開示し、その後の教育的支援や心理的支援、予防を重視したリハビリテーションにつなげていくことは、初期の極めて重要な介入になります。つまり、正しい診断とその結果を開示するプロセスは、本人・家族をエンパワーメントする機会となるのです。

一方、認知症の人には診断結果の開示を求めない権利も存在します。診断結果を知りたいと思っているのかどうかを最初に尋ねたり、直接聞くことが困難な場合はその人のそれまでの言動や価値観などから推察したりして方針を決めます。超高齢期（90歳以上）で記憶障害を加齢によるものと気持ちの折り合いをつけ納得している、周囲の人の支援によって暮らしに障害を持たない、あるいは不安を持っていないといった場合は、必ずしも診断の開示を要さないでしょう。さらに、事前の評価によって、記憶力や言語機能、論理的思考、抽象的思考など前頭葉や側頭葉の機能が極度に損なわれている場合は、もはや疾患としての理解は困難であり、本人の意思や思いを推定し、安心して頼れる環境づくりに注力すべきでしょう。

診断前後のスピリチュアルペイン

1. 軽度認知症の人のスピリチュアルペイン

アルツハイマー型認知症では、もの忘れに最も早く気づくのはほとんどの場合本人です。ほかの疾患と同様に、当事者の多くは自分の中の変化に対して自分なりの解釈モデルを持っています。例えば、「去年転んで頭を打ったのが影響しているのではないか」「認知症になりかけているのではないか」などと心配する一方で、「いや、まだ大丈夫」とその考えを否定し、心のバランスを保とうとしているのです。

このような葛藤を持ちながらも、家族や周囲の人に対してはなるべくもの忘れを隠そうと振る舞います。やがて認知症が進行し、日常生活に支障が出るほど認知機能が低下したときや、家族の入院・結婚、転居、旅行など急な生活環境の変化により普段以上の能力を求められる状況が発生すると、家族や周囲の人に隠し切れなくなり、まず身近な家族が最初に異常に気づきます。家族は病気ではないかと疑い、専門病院を探したり、病院へ連れて行く口実を考えたりするなど、葛藤の時間を経て医療機関の門を叩くのです。

軽度の時期の日常生活は自立しており、生活障害を援助する介護保険サービスの利用の必要性はそれほどありません。一方、心理的な不安や危機感、スピリチュアルペインに対してはケアニーズがあります。

スピリチュアルペインは、時間の感覚が保たれ、未来を考えられ、さまざ

まな想像をめぐらせることができる軽度の時期が最も大きいと考えます。「自分はどうなってしまったのだろう」「これから自分はどうなるのだろう」という不安にかられ、自分らしく生きることが脅かされ、自分自身すらわからなくなるのではないかという強い危機感を感じています。そして、自分の周囲で起こっている不可解な事柄に理由づけをしようとし、時として被害的な態度をとることで心の安定を保とうとします。しかし、このような態度が周囲との軋轢を強めてしまいます。

また、この時期は、自分の心情を言語化できるため、自分が描いていた未来と現実のギャップを感じ、「迷惑かけるばかりの存在になってしまった」「早く施設に入ったほうがよいのではないか」「なぜ自分だけこうなってしまったのか」といった強いスピリチュアルペインを表出する場合があります。

2. スピリチュアルペインへの対応

前述のとおり、診断前後は、本人の苦悩が最も大きく、十分な支援が必要です。本人のスピリチュアルペインに対しては、診断結果の開示により、本人・家族と信頼関係を再構築し、身近な理解者・支えていくチームをつくることが本人の安心につながります。

その上で、認知症の進行を遅らせるための予防として、知的活動や運動などの効果を中心にさまざまなエビデンスが蓄積されてきている状況[3]を示し、どのような努力をすればよいかを十分に説明します。慣れ親しんだアクティビティー（習字や陶芸など）の継続や、運動の具体的なプランについても提案するとよいでしょう。さらに、抗認知症薬の投与や慢性疾患の医学的管理などの包括的な取り組みにより、認知症の進行を遅らせる可能性があることを説明します。

医療機関では、診断開示後のフォローアップ外来で、スピリチュアルな苦悩について率直に話せるようにし、必要に応じて臨床心理士などによるカウンセリングが受けられる体制をつくるのが望ましいと考えます。また、軽度認知症と診断された人たちが集まる場や本人会議などは、本人の教育機会となるだけではなく、同じ立場の者同士が心理的に支え合うピアグループとして機能し、本人の心理的支援やスピリチュアルペインを癒やす場としても有効です*。

さらに、本人・家族・医療者でライフレビューを行うと、家族・医療者は本人の価値観や生き方を理解でき、将来の意思決定支援で役立ちます。本人がこれからの医療や生活について、自分の意向を表明し、価値観をまわりに伝える機会は、ACPの取り組みとしても大きな意味があると考えます。

*
軽度の時期のスピリチュアルペインに対しては、心理的サポートやスピリチュアルケアが必要とされています。このようなニーズに対する支援は介護保険等のフォーマルなサービスにはなく、患者会のようなインフォーマルなリソースやカウンセリングのような継続的に相談できる医療的支援が必要になります。

診断結果の開示後の家族支援

1. 家族への説明・教育的支援

　診断を終えた後、必要であれば本人の承諾を得て、認知症との診断によって人生や生活を左右される家族（遠方の息子や娘なども含め）をなるべく多く呼び、診断結果を伝えます。なるべく多くの家族に伝えるのは、家族同士が介護という困難な問題に対し、協力して対応できる土台をつくるためです。このような本人・家族への説明（話し合い）の場を設定する際は、働いている家族や遠方の家族が集まれるように、夕方以降の時間や土曜日などで診療枠を確保し、来られない場合はオンラインによる参加も促し、十分な時間を持てるよう配慮が必要です。

　この場では、まず家族に対して、本人の行動は認知症によって起こっており、誰のせいでもないこと、そして本人も苦しみの中にいることを理解してもらいます。また、疾患名だけでなく、自然経過や予後予測についてわかりやすく伝え、病気が進行すれば、徐々に機能が低下し、いずれは生活のすべてに援助が必要となること、最終的には命の問題に直面することも伝えます。時に診断結果を聞いた途端、認知症の人は何もできない存在と考え、通帳を取り上げたり、本人ができることもさせなくなったりする家族がいます。そうならないために、家族には障害された機能だけでなく、保たれている機能についても説明し、認知症についての正確な理解を促します。例えばアルツハイマー型認知症では、初期は記憶力や見当識以外の機能、論理的思考力や抽象的思考力などは保たれており、本人がこれまでの人生で獲得してきた豊かな能力もあることをわかりやすく説明します。

　次に、現在の認知症のステージと脳の状態、本人の精神世界や心情等を解説し、家族が本人の行動の意味を考えられるように導きます。また、認知症の人に対する接し方について、例えばアルツハイマー型認知症では、末期まで感情をつかさどる大脳辺縁系は保たれるため、本人のプライドを傷つけない・否定しないことが大切であるなど、具体的にアドバイスします。

　認知症の介護は長期に及ぶため、家族だけで抱え込まずに積極的に介護保険などの社会的支援の利用もすすめます。また、家族には、本人に突発的な危機が起こったときや、重要な意思決定のときにかかわることが求められるため、心構えを持っておいてほしいことを強調します。

2. 早期からの家族への教育的支援の効果

　在宅では、家族のケアや対応が本人に最も大きな影響を与えます。しかし、高齢者ケア施設のスタッフの教育・研修のように定期的にケアの質を高める

機会はないため、早期から家族への教育的支援を行い、本人にとって生活しやすい環境がつくられるよう家族に働きかけなくてはいけません。

　診断結果の開示後から教育的支援を十分、かつ継続的に行い、家族が認知症を正しく理解し、正しい対応を身につけると、家族のケアの質は大幅に向上します。本人に対する家族の態度や言動が適切なものに変化（行動変容）すると、病期が進んだとしても、本人・家族の関係性が深まるようになります。さらに、行動・心理症状（BPSD）の予防にもなり、結果として家族の介護負担の軽減につながります。

　診断結果の開示から丁寧な説明・教育的支援を経ることで、本人・家族が認知症という"困難な旅路"を歩いていく準備ができるのです。

生活上の課題への対応

　認知症が進行すると、仕事や料理の手順がわからず混乱したり、今まで当たり前にできていたことが行えなくなったりという経験を繰り返し、もどかしさや歯がゆさを感じるようになります。また、失敗を周囲の人から指摘されると、気持ちが落ち込み、自発性が低下し、うつ状態や引きこもりとなる場合もあります。特に、働き盛りの若年性認知症の人にとって生活上の課題への対応はより重要です。

　軽度の時期から、税金の申告などを含めた複雑な社会的手続きだけでなく、買い物や服薬などIADLの一部は困難となります。特に、服薬アドヒアランスはMCIの時期から悪化することが多くなります。1日1回の服用や一包化、多剤併用の場合は減薬などをする必要があります。

　また、医療機関の医療者は、定期的な通院で来院した際に、生活上の困難を確認し、それに対する具体的な解決案やどのように折り合いをつけていけばよいかを本人と一緒に考えられるとよいでしょう。

引用文献
1) Aminzadeh F., Byszewski A., Lee L., et al.：DISCLOSING A DIAGNOSIS OF DEMENTIA RECOMMENDATIONS FOR A PERSON-CENTRED APPROACH, CGS JOURNAL OF CME, 2（3）, p.27-31, 2012.
2) Alzheimer Europe：Disclosure of diagnosis, https://www.alzheimer-europe.org/policy/positions/disclosure-diagnosis［2022.6.10確認］
3) Barnes, D.E., Yaffe, K：The projected effect of risk factor reduction on Alzheimer's disease prevalence, The Lancet Neurology, 10（9）, p.819-828, 2011.

（平原佐斗司）

3 中等度認知症の人への緩和ケア

中等度認知症の時期の特徴

アルツハイマー型認知症の場合、中等度の時期は通常4〜5年持続します。この時期は記憶障害が進行し、近時記憶だけでなく即時記憶も障害され、見当識も時間・場所・人の順で障害されていきます。また、実行機能障害、失行などの中核症状が進行し、日常生活に必要な行為が複雑なことから順にできなくなります。そのため、独居高齢者は、IADLがほとんど損なわれるようになるころには1人暮らしが困難となり、高齢者ケア施設への入所など暮らしの場の変更を検討しなければならなくなります。さらに、BPSDの多くは中等度の時期に出現します。生活機能障害とBPSDへの対応が一気に必要になるため、家族・介護者の負担が高まる時期でもあります。

この時期のケアの要点は、①進行する生活機能障害への対応、②本人の心理的支援、③療養の場の変更の検討、④家族への継続的支援（相談・教育的支援・家族の体調管理・ストレス対応など）、⑤BPSDへの対応、⑥併存症・合併症への対応などが挙げられます[1]。

生活機能障害への対応

中等度の時期は、調理など日常生活に必要な行為の複雑なものから順にできなくなり、買い物や金銭管理などのIADLが損なわれ、入浴や整容などADLの一部も障害されていきます。一般的に、認知症の進行が早い人は、生活機能が損なわれるスピードも早いため、本人の葛藤やストレスが高まりやすく、BPSDも出現しやすくなります。生活機能が失われていくことに対して、次のような対応法があります。

● 身体的機能と認知機能をできるだけ維持するために、リハビリテーションや薬剤の投与を行う

● 仕事や家事などの役割を、家族や周囲の人に担ってもらう。不要な行為は中止して、暮らしをシンプルにする

● フォーマルまたはインフォーマルな社会資源を用いて、支援の手を厚くする

　中等度認知症へのリハビリテーションとしては、心身の機能障害そのものへのアプローチよりも、活動に参加することを重視します。認知機能の状態を見極めた上で、個人のライフヒストリーの中で慣れ親しんだ活動を復活させるなど、無理なく取り組める活動をオーダーメイドでつくっていくことが大切です。また、心理的安定や体調管理、BPSDの予防には、サーカディアンリズムに注目した規則正しい生活を送ることが重要です。基本的生活を整えた上で、本人にとって適度な刺激を織り込み、活動的な生活を送れるように生活をプランニングします。

中等度認知症の人の心理的苦悩

　軽度の時期は、時間の流れに対する感覚が保たれ、自分自身が失われていくことへの不安やスピリチュアルな痛みが言葉で表出されることがありますが、中等度になると時間の感覚があいまいとなり、未来の概念は徐々に失われ、明確で言語化できる不安感から、漠然とした得体の知れない不安感に苛まれるようになると推測されます。記憶障害と見当識障害が進行すると、本人は現実の世界と違う世界に生きている感覚を持つのかもしれません。近年、BPSDは、認知症の人が混乱の中で、現実の世界に適合しようともがき苦しんでいる徴候であると捉えるようになってきています。

　アルツハイマー型認知症では、軽度の時期から発語や語彙の減少がみられるといわれていますが、中等度となるとさらに失語が進行し、思考がまとまらなくなり、気持ちや考えを言語化する能力が低下します。そのため、複雑な心境をきちんと言語化するのは困難となり、心の葛藤やスピリチュアルペインもしばしばBPSDとして表出されます。「身のまわりの世話を焼こうとすると急に怒り出してしまった」「お風呂に入るように説得していたら、急に叩かれた」「暗くなると、不安げな表情で、家から出ていこうとする」といったBPSDは、自分の存在意義や役割の喪失に対する怒り、あるいは混乱と極度の不安の中で安らぎを求める行為かもしれません。

　周囲の人は、認知症の人が認知障害に基づく異なる世界を生きていることを十分認識し、本人から見た世界について理解を深めるように努めます。それには、本人の行動の意味を考え、心の痛みに気づく感性をもつ必要があります。とりわけ、高齢者には「人の役に立てない」ことを苦痛と感じる人が

多いということ、「できることを奪われない権利」があることを肝に銘じ、本人が生活の中で人として尊厳ある扱いがされているか、常に注意を払う必要があります。

中等度アルツハイマー型認知症となると、生活のさまざまなことを自分で決められなくなるため、継続した意思決定支援も欠かせません。本人の性格やライフストーリー、生活などをよく知っている人が、情報を整理し選択肢を絞って提示することで、中等度の時期の認知症高齢者も、ある程度自分で意思決定ができるようになります。

中等度認知症の緩和ケアとしてのBPSDへのアプローチ

1. BPSDの要因と出現時期

BPSDは、本人の病態の変化や身体的苦痛のサインである場合が少なくありません。また、BPSDは家族・介護者にとっては介護負担が増え、大きな精神的負担となります。しかし、最も重要な視点は、BPSDそのものがしばしば本人の心理的な苦痛の表れであり、“魂の痛み”の表現であるということです。BPSDの苦痛を早期に和らげるのは、緩和ケアの観点からも重要です。

BPSDの発生には、認知症という背景に加えて、本人の生来の性格や心理的状況、環境要因などが複合的に関係しています。そのため、薬剤のみならず、環境整備や非薬物的なアプローチなど多面的で総合的な対応が必要で、介護・看護・医療の多職種によるチームアプローチが有効です。

BPSDは、病的あるいは器質的な要因が強いものから環境的な要因が強いものまでさまざまです。病的・器質的なBPSDに対してケアの力だけで解決しようとしたり、環境的な要因が大きいBPSDに対して薬剤のみでアプローチしたりしてもよい結果にはなりません。とりわけ、BPSDの出現や増悪にかかわる因子は身体の変化や苦痛、薬剤の影響によるものが半数以上を占めるため、BPSD出現時は、合併症や薬剤による副作用などの身体的なアセスメントを優先的に実施すべきです。

BPSDは基本的にはどの病期でも起こり得ます。例えば、アルツハイマー型認知症に特有の物盗られ妄想は、比較的軽度の時期から表れます。一般的には、BPSDの約8割は中等度の時期に出現するといわれており、出現頻度は軽度から中等度の時期にかけて増大し、重度になると次第に減少する傾向があります。しかし、初診時にBPSDが激しいと、後の経過でも強いBPSDが継続する傾向があります。また、BPSDの出現には、認知機能や日常生活機能の低下の早さと関係している[2]可能性もあるといわれています。

2. 基礎疾患ごとに違う出現頻度と内容

　BPSDの出現頻度と内容については、基礎疾患によって明らかな違いがあります。出現頻度は、アルツハイマー型認知症よりもレビー小体型認知症や前頭側頭型認知症のほうが多く見られます。

　また、内容についても疾患によって明らかな違いがあります。例えば、軽度のアルツハイマー型認知症に特有なのは物盗られ妄想、レビー小体型認知症に特有なのはありありとした幻視や妄想性誤認症候群、前頭側頭型認知症に特有なのは常同性や周遊、食行動異常、脱抑制などです。レビー小体型認知症の幻視や前頭側頭型認知症の常同性は、疾患の診断においても重要な症状であり、むしろ中核症状の1つとして考えられます。

3. BPSDへのアプローチ

　BPSDへの対処法や治療も原因疾患によって異なります。地域から紹介される困難事例では、レビー小体型認知症や前頭側頭型認知症のものが比較的多く挙がります。これらのBPSDに対しては、薬剤の使い方が解決の鍵になる場合が多く、BPSDの対応に困ったら、もう一度基礎疾患に立ち返って対策を考えるのが、解決の近道になることも少なくありません。

　BPSDへのアプローチには、表2-3-1[3]に示したようにいくつかのポイントがあります。①③⑥については前述してきたとおりです。ほかにもデイサービスを利用している認知症の人のほうがBPSDの発生が少ないともいわれているため、予防の意味でもその人に合った通所ケアの導入は重要だと考えます。

　④の環境の改善への具体的なアプローチは、療養場所（在宅・高齢者ケア施設・病院）によって異なりますが、本人が自分自身を変えることは困難なため、生活環境と周りの人の対応を変えることが基本です。認知症の人が現在の環境をどのように見ているか・感じているかを観察し、その人の病態や進行具合、ライフレビューなどを踏まえ、総合的に理解し、改善する必要が

表2-3-1 | BPSDへのアプローチのポイント

①介護者・家族への早期からの教育的支援
②ケアの導入とレスパイトケア
③BPSDの悪化要因の除去（薬剤中止、合併症治療）
④環境の改善
⑤非薬物療法
⑥尊厳と役割の維持と創造
⑦薬剤の適正な使用

（平原佐斗司編著：医療と看護の質を向上させる認知症ステージアプローチ入門　早期診断，BPSDの対応から緩和ケアまで，中央法規出版，p.218, 2013. 一部改変）

あります（環境システムモデル）。いずれの場合も、その人にとって“家庭的な環境”を保つことが鍵になります。高齢者施設では専門的環境支援指針（PEAP：Professional Environmental Assessment Protocol）を参考に環境整備を行うとよいでしょう。

⑤の非薬物療法については、回想法や音楽療法、作業療法、園芸療法、アロマセラピーなどがあり、これらは心理的に安心感をもたらし、ケアに有効な場合があります。こういった特別な療法ではなくても、本人のライフレビューから、本人が慣れ親しんだ趣味や仕事に関することを、リハビリテーションのアクティビティとして復活させることも有効です。

⑦に関して、薬物療法の目的は、患者の苦痛を和らげ、暮らしにくさを改善することです。BPSDの薬物療法について詳細をここで述べるのは紙面の関係上困難なため割愛しますが、BPSDに対する薬剤は諸刃の剣であり、うまく使えば劇的に暮らしを立て直す力になりますが、無視できない副作用もあります。薬剤の選択においては「基礎疾患と副作用」「改善したい目的（具体的に対象となるBPSD）」を踏まえ、単剤が基本です。少量から開始し、適量を探りながら調整するのはもちろん、何より重要なのは確実に多職種チームで心身への影響をモニタリングすることです。とりわけ、抗精神病薬については、心不全や肺炎の死亡リスクを高めるため、定期的に減らせないか・止められないかの検討が欠かせません。

身体合併症への対応

1. 認知症の人の死亡率

認知症の人の死亡率は全ステージを通じて一般の高齢者より高くなっています。軽度では心疾患や脳卒中などの循環器疾患による死亡が、重度では肺炎による死亡が多いことが指摘されています[4]。これは、認知症の人は、適切に症状を伝えたり、受診行動をとったりできないため、医療につながりにくく、深刻な合併症が看過されやすいのが要因であろうと推定されています[4]。認知症の人59,201人（平均年齢81.4）を対象としたオランダのコホート研究では、1年死亡率は男性で38.3％、女性で30.5％、入院1年以内の死亡リスクは一般集団の3.29倍、認知症による通院1年以内の死亡リスクは一般集団と比べ、男性で3.94倍、女性で2.99倍でした[5]。

通院している認知症の人は、予後不良で併存症・合併症の増悪で死に至ることが多く、急性疾患に伴う苦痛もしばしば経験しています。中等度認知症の急性疾患に対しては、基本的に、適切な医療・ケア・リハビリテーションを受けられるように支援し、苦痛緩和と急性期医療に伴う治療負担を軽減し

ます。また、併存症・合併症の疾患によって生命が脅かされ終末期を迎えた場合は、認知症に配慮した積極的な緩和ケアの提供が求められます。

2. 中等度の時期に表れる身体的苦痛

　原因疾患別で見てみると、認知症の中でも重度まで運動機能が障害されないアルツハイマー型認知症と異なり、血管性認知症やレビー小体型認知症、あるいは特発性正常圧水頭症や進行性核上性麻痺など神経難病に合併する認知症は、中等度の時期からさまざまな身体的な苦痛が出現します。

　血管性認知症では45％が階段状に進行し、認知機能の低下と並行して、仮性球麻痺や運動障害が出現するため、嚥下障害や転倒などの問題が比較的早い段階から認められます。

　レビー小体型認知症は、アルツハイマー型認知症と比べて早くから嚥下障害や歩行障害が出現します。パーキンソン症状に伴う運動障害に加え、構成障害と起立性低血圧によって、早期から転倒しやすくなるのも特徴です。パーキンソン関連の疾患で軽視されがちなのが自律神経障害です。起立性低血圧・便秘・切迫性尿失禁などは本人にとって大きな苦痛であり、QOLを損なう要因でもあります。また、幻視や誤認、妄想性障害などによる精神症状に悩まされることも多く、アルツハイマー型認知症よりうつ病を併発しやすいため、精神症状への緩和ケアがより重要です。なお、認知機能の低下はアルツハイマー型認知症と同等かそれより急速で、発症からの生存期間はアルツハイマー型認知症よりもやや短いと報告されています[6]。

引用文献
1) 平原佐斗司編著：医療と看護の質を向上させる認知症ステージアプローチ入門　早期診断，BPSDの対応から緩和ケアまで，中央法規出版，p.166，2013.
2) Hersch C.E, Falzgraf S. : Management of the behavioral and psychological symptoms of dementia, Clinical Interventions in Aging, 2 (4), p.611-621, 2007.
3) 前掲1)，p.218
4) Kukull W.A., Brenner D.E., Speck C.E., et al. : Causes of death associated with Alzheimer disease variation by level of cognitive impairment before death, Journal of the American Geriatrics Society, 42 (7), p.723-726, 1994.
5) Irene E van de V., Vaartjes I., Geerlings M.G. et al. : Prognosis of patients with dementia results from a prospective nationwide registry linkage study in the Netherlands, The British Medical Journal, 5 (10), p.1-8, 2015.
6) Neef D., Walling A.D. : Dementia with Lewy Bodies : An Emerging Disease, American Academy of Family Physicians, 73 (7), p.1223-1229, 2006.

（平原佐斗司）

4 重度認知症の人への緩和ケア

　がんや心不全などの疾患では、全身の機能が急速に落ちていく経過をたどります。特にがん治療においては、抗がん剤など積極的な治療の効果がなくなった段階で、機能を維持することを目的に緩和ケアを始めるのが一般的です。一方、認知症は数年の単位で緩徐に進行していくため、早期から意思決定や療養上の支援の必要性から緩和ケアが提供されます。こうした展開の違いを押さえておくことが重要です。

重度認知症とは

1. 重症度の目安

　一般的に重度認知症とは、高齢者施設などでの包括的なケアや支援を必要とする状態となった段階を指します。重度認知症の目安は次の指標から考えます。

- 簡易認知機能検査（MMSE：Mini Mental State Examination）で10点未満
- Clinical Dementia Rating（CDR）のCDR3（CDR2から含む意見もある）
- Function Assessment Staging of Alzheimer's Disease（FAST）で6ないし7

2. 重度認知症の特徴と課題

　身体合併症の影響が少ない場合、重度認知症の期間は、軽度から中等度の期間の約2倍続くといわれます。一般には、若い人ほど認知機能の低下するスピードも早いため、早くに重度となります。特に行動・心理症状（以下、BPSD）は中等度から重度の段階で出現し、本人だけでなく家族にも苦痛を与えることから、繰り返し評価し対応法を検討することが重要です。

　また、認知症が重度の段階になると、本人は意向やニーズを支援者に伝えるのが難しくなります。症状やケアに関する評価を本人から得にくくなるだけでなく、ケアや治療方針を決める上で本人の関与できる幅が狭くなっていきます。

介護者の負担が増すのもこの時期の特徴です。単身での生活が困難になり、常に介助が求められるようになります。介護者の支援の限界もあるため、介護者の許容できる負担と高齢者施設への入所等、社会的資源の活用等のバランスを考える必要があります。その際、社会的な交流を維持する点では高齢者施設への入所によって、本人の社会的交流が阻害されることなどに対して葛藤が生じます。

重度認知症の段階的な機能低下

1. 認知機能における変化

❶記憶力

　認知症の代表的な疾患であるアルツハイマー型認知症では、自分自身の体験（エピソード記憶）を記憶できなくなることが目立つようになります。例えば、今日食べた朝ごはんの内容や自分の名前が思い出せなくなったり、時間なども把握できなくなったりします。

　併せて、意味記憶（言葉の意味や公式など知識として覚えている記憶）[*1]も障害されるようになります。学習して覚えたこと（例えば歴史の知識など）がわからなくなってきます。

*1
特に日常生活の支障を考える上では、文字の理解も困難になってきます。

❷注意力

　集中したり、注意を素早く切り替えたりすることが難しくなります。短い会話も続かなくなるため、周囲の人との交流が減っていきます。また、簡単な課題も最後までやり遂げられなくなります。

　注意力の低下によって複数の動作を同時にこなせなくなることから、例えば食事中のちょっとした会話が誤嚥に、歩いているときに声をかけると注意が逸れて転倒につながるなどします。医療者がよかれと思ってした声かけが、逆に本人に負担を与える場合もあるため、配慮が必要です。

❸思考力

　抽象的な概念を理解するのが苦手になります。考えがまとまらず、話す内容が具体性に欠け、周囲に言いたいことが伝わらなくなります。

❹コミュニケーション

　思考力の低下が反映して語彙も乏しくなり、日常的な言葉のやりとりですら難しくなります。それに伴い、本人から話しかけることは少なくなり受け身になります。また、保続（自分では制御できない反射的な行動）が表れ、同じ質問を意味もなく繰り返すという行為が増えます。

❺失行

　目的を持って行動するのが困難になります。併せて、簡単な道具の使用方

法もわからなくなります。

2. 身体的な変化

❶体重減少

体重減少は認知症に特徴的な問題です。初期（特に女性）では、セルフネグレクトの徴候として生じます。これは診断より数年前から始まっているともいわれます。重度認知症では、食事に集中できないことや、箸やスプーン等の使い方がわからなくなることなどにより食事量が減るのが要因で、全体の3〜4割に認められます。

栄養状態が悪く低栄養となると、認知機能の低下が促進し、さらにBPSDも出現しやすくなることが知られています。低栄養とBPSDの因果関係はよくわかっていませんが、この時期の食事の問題に対応する上で重要な観点です。要因を見極め、その人に合った適切な食事量をとるよう支援が求められます（表2-4-1）。

❷転倒

認知症の人で注意を払う必要があることの1つに転倒があります。認知症の在宅患者では、およそ10％の人が1週間に1回程度転倒をしているとの報告もあります。転倒の理由には、反応速度の低下のほか、視空間認知障害、注意の障害、錐体外路症状などが絡みます。

❸てんかん

重度認知症の人では、全般発作も部分発作もしばしば起きます[*2]。抗てんかん薬を用いた薬物療法が必要になる場合もあります。

*2
てんかんのぼんやりしていて反応が悪いといった状態は、認知症の症状と似ているため見逃さないよう注意が必要です。

表2-4-1│**重度認知症における体重減少の主な要因**

- 失行により食べ物や食器を認識できない。箸などの使い方がわからない
- 食事の摂取に時間がかかり、十分な食事時間がない。途中で疲れてしまう
- BPSDによる影響
- 摂食の拒否
- 痛みの影響：口内炎や歯の問題、義歯が合わない
- 口腔乾燥による不快感がある

重度認知症の人への支援

1. 心理的な支援

　認知症の人が疾患を受け入れ、日常生活に適応できるよう支援することは、緩和ケアにおいて重要な介入の1つです。認知症の人は軽度でもある程度進行した段階でも、自らの疾患に対して違和感を認識し苦痛を感じているため、早期から継続した心理的支援が必要になります。

　重度認知症で病識を失った場合でも、具体的な行事等を通した支援は可能です。

2. 意思決定支援・入院治療の選択

　重度認知症では、意思決定において本人の理解および意向の表明が難しくなってきます。そのため、日常生活においての本人の選好や価値観を細かく観察し記録に残しながら、可能な限り本人の意思をくみとり反映させます。

　意思決定支援で挙がる大きな課題の1つは、治療方針に関することです。重度認知症の時期では、治療・ケアの目標は、認知症の人が「可能な限り快適に過ごせる生活を最大限維持すること」となります。そのために、身体機能の低下を防ぐ取り組みは欠かせませんが、本人の意思を確認しながら進めていきます。

　また、多くの認知症の人は併存症・合併症を持っているため、急性疾患を発症した際に、特に入院治療を選択するかどうかは重要なテーマです。入院は、エンド・オブ・ライフの質を考えると推奨される場所ではありません。海外において認知症の人が合併症で入院をした結果、入院が長期に及び、最終的には20％が退院するのが困難となり病院で死を迎えています。わが国においても、入院の結果、合併症は安定した一方、身体機能の低下や医療的処置を続ける必要性が生じ、施設での対応が困難になる場合があります。前述の目標を踏まえ、施設と病院の間を補完する方法が望まれます。

重度の時期における家族支援

1. 家族の介護負担の評価と教育的支援の必要性

　認知症の予後の話し合いは、患者・家族のニーズに対応するために重要ですが難しい課題でもあります。特に家族が介護に疲れた結果、抑うつを呈することはまれではありません。本人の支援と併せて、家族の介護負担を常に評価し、疲弊を予防する必要があります。

認知症と併せて生じる患者の健康上の問題について、多くの家族はほとんど理解していません。疾患の状態や患者の捉え方について、継続的に伝えることは有用です。

認知症の進行に伴い、家族は意思決定の共有や支援についてあらかじめ心構えを持つ必要があります。

2. 悲嘆への支援

認知症の人の介護を続けてきた家族介護者の悲嘆反応は、複雑で遷延しやすいことが知られています。その背景には、介護に携わる期間が長期間であるにもかかわらず、亡くなることについて具体的に考える機会が少ないことがあります。実際に、約4人に1人の介護者は、死への備えをしていなかったとの報告もあります。

特に悲嘆が和らがず、生活に支障を来すほどの状態は複雑性悲嘆と呼ばれます。複雑性悲嘆は、介護者が抑うつ状態であったことや認知症の人の機能障害がより重度であったことと関連します。一方、介護者に対する心理社会的な支援は、複雑性悲嘆の発症を低下させるとの報告があります。悲嘆反応の複雑化を防ぐ上で、介護者のセルフケアの強化や、BPSDへの対応など介護負担の軽減をはかるための支援が重要です。

参考文献

・American Geriatrics Society Ethics Committee, Clinical Practice, Models of Care Committee : American Geriatrics Society Feeding Tubes in Advanced Dementia Position Statement, Journal of the American Geriatrics Society, 62 (8), p.1590-1593, 2014.
・Mitchell S.L., Teno J.M., Kiely D.K., et al. : The clinical course of advanced dementia, The New England Journal of Medicine, 361 (16), p.1529-1538, 2009.
・Mitchell S.L., Teno J.M., Miller S.C., et al. : A national study of the location of death for older persons with dementia, Journal of the American Geriatrics Society, 53 (2), p.299-305, 2005.
・van der Steen J.T., Radbruch L., Hertogh C.M., et al. : White paper defining optimal palliative care in older people with dementia A Delphi study and recommendations from the European Association for Palliative Care, Palliative Medicine, 28 (3), p.197-209, 2013.

（小川朝生）

認知症の緩和ケアのための
包括アセスメントと
ケアプラン

Step 1

認知症の人に、痛み・苦痛・つらさの程度と本人の思いを聞く

第3章を読むにあたって

　第3章では、認知症の人の痛みを包括的に理解し、緩和ケアを実践するための4つのStepを紹介します。

　最初に「Step 1」では、痛みに関連する過去の情報も含めて本人の思いを聞きます。認知症の人の痛みは過去の経験に関係していることも多く、乗り越えられなかった出来事や思いなどが影響していることもあるからです。

　次の「Step 2」では、認知症の人の痛み・苦痛・つらさの原因をアセスメントします。身体の痛みの部位と程度を踏まえて、コミュニケーション能力、意識障害、認知機能障害/BPSDの包括的なアセスメントをすることで痛みの原因を分析していきます。続く「Step 3」で、アセスメントに基づいたケアの優先順位を決めていきます。思いの中から本人の意思を実現すること、さらには、生命予後と疾患並存状態から優先順位を決め、そして「Step 4」でアセスメントに基づいたケアプランを立てます。初めて認知症の緩和ケアに取り組む専門職に有効な展開を示しました。

認知症の人の緩和ケアの基本は、思いを聞くこと

　認知症の人は、自分のことが理解できず意思も表現できないといわれてきましたが、それは大きな偏見です。記憶障害や実行機能障害などがある状況の中で懸命に生き、自分の記憶が不確かになっていく不安や恐怖を抱え、戸惑い・混乱しています。また、仕事や人間関係など日常生活での失敗が増え、傷つきやすい状態です。たとえ言語的なコミュニケーションが可能であっても口を閉ざしてしまう傾向があります。周囲の人が「本人は何もわからない・理解できない」と本心を聞かずに擁護的にケアしてしまうことが、さらに本人を苦しめます。

表3-1-1 | 痛み・苦痛・つらさを聞くためのコミュニケーションのポイント

- ●時間帯は、体調がよく疲れや緊張が少ない午前中で設定する
- ●場所は、集中できるよう1対1で静かな部屋にする
- ●生活歴、特にこれまでの人生で輝いていた時代のエピソードを聞くと、本人が話しやすくなり、信頼関係を築くきっかけとなる
- ●「楽しい」「嬉しい」気持ちを引き出して安心してもらう
- ●自己肯定や自信を回復させるような肯定的なフィードバックをする
- ●理解しているか、表情や態度を確認する
- ●本人が慣れ親しんでいる言葉（方言など）を用いる
- ●紙にイラストや文字を書いて補う
- ●痛みに関連した言葉以外にも、「熱い」「苦しい」といった言葉や繰り返す言葉の理由や意味を分析する
- ●発熱や身体的損傷がないか、混乱して多動になっていないか、不穏状況などの行動の変化はないかなど、フィジカルアセスメントも行う

　認知症の人の障害に合わせた支援を行うには、本人の思いを聞くしかありません。本人の痛み・苦痛・つらさを聞くためのコミュニケーションのポイントを表3-1-1に示しました。

認知症の人の全人的苦痛

　「痛み」というと、身体における生体に対する侵害刺激の警告と考えがちですが、情動も含めた心理的・社会的な影響によるものもあります。心理的な痛みも、その人の人生にさまざまな弊害をもたらします。痛みが長期間継続すると、社会的な活動に参加できなくなり、否定的な気分がさらに痛みを増幅させます。特に認知症の人は、精神症状を合併しやすいだけではなく、家族にも不安・苦痛を与え、介護負担も増大させます。

　認知症の人はさまざまな苦痛・つらさを抱え、それを「痛み」として訴えます。見当識障害や実行機能障害、コミュニケーション障害、感情のコントロールができないことなどが日常生活にさまざまな障害を引き起こし、それらは身体的・精神的・社会的痛みに、また認知症に罹患したという事実を受け止められない苦しみは、スピリチュアルペインにつながり、相互に痛みを増幅させ、その結果、全人的苦痛が増大します（図3-1-1）。

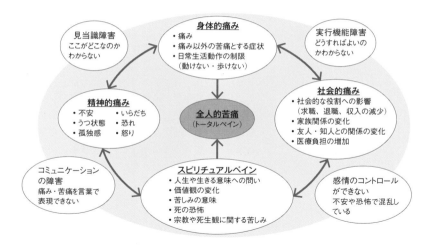

図3-1-1｜認知症の人の全人的苦痛

身体的痛み
・痛み
・痛み以外の苦痛とする症状
・日常生活動作の制限
（動けない・歩けない）

見当識障害
ここがどこなのか
わからない

実行機能障害
どうすればよいの
かわからない

精神的痛み
・不安　　・いらだち
・うつ状態　・恐れ
・孤独感　　・怒り

全人的苦痛
（トータルペイン）

社会的痛み
・社会的な役割への影響
（求職、退職、収入の減少）
・家族関係の変化
・友人・知人との関係の変化
・医療負担の増加

コミュニケーション
の障害
痛み・苦痛を言葉で
表現できない

スピリチュアルペイン
・人生や生きる意味への問い
・価値観の変化
・苦しみの意味
・死の恐怖
・宗教や死生観に関する苦しみ

感情のコントロール
ができない
不安や恐怖で混乱し
ている

人生における痛み

1. 高齢期の発達課題

　エリクソンが提唱した発達課題では、発達段階を8つに分け、例えば、幼児期には基本的信頼を、児童初期には自律や自発性を獲得することが示されており、これらは社会との相互作用によって発達していくとされています（図3-1-2）[1]。それぞれの段階で発達課題を獲得できないと家族や社会と適切な関係が保てず、抑うつ状態や孤独に陥り、心理的苦痛に発展します。

　認知症の人の多くが該当する高齢期（図3-1-1中の老年期）は、自分自身の人生を回顧して受け入れ統合する「英知」の獲得の時期です。成人期までの発達課題を達成していれば、思うようにいかなかった人生でも“自分らしい人生”として受け入れ、ほとんどの場合、達成できます。それにより、自分の人生には意味があったと感じ、安らかに死を迎えられるのです。そのためには、周囲から大切にされてきた記憶などが残っていることも影響すると考えます。一方、達成できない場合は、心身の衰えや来るべき死に対する恐怖などにより絶望に陥り、心理的苦痛を抱えることになります。

2. 過去の痛みへのケア

　認知症の人には、現在だけでなく過去の出来事も心理的苦痛として表れ、人生の最終段階として重要な英知の達成が難しい状態にあります。

　認知症の人は、短期記憶の障害を起こしやすく、特に中等度から重度では、過去の世界を生きていると感じています[*1]。これは、これまでの人生を振り

*1
例えば、亡くなった家族がそこにいるかのように話したり、輝いていた時代の武勇伝を最近のことのように語ったりします。

老年期								統合 対 絶望 英知
成年期							生殖性 対 自己没入 世話	
成年前期						親密性 対 孤独 愛		
思春期					アイデンティティ 対 混乱 忠誠			
学童期				勤勉性 対 劣等感 才能				
遊戯期			自発性 対 罪悪感 決意					
児童初期		自律 対 恥と疑惑 意志						
幼児期	基本的信頼 対 基本的不信 希望							

図3-1-2 | エリクソンの心理社会的人生段階

（エリク・H・エリクソン，ヘレン・Q・キヴニック，ジョーン・M・エリクソン：
老年期 生き生きしたかかわりあい，朝長正徳，朝長梨枝子訳，みすず書房，p.35, 1997.）

返り、人生の意味を見いだそうとしている状態でもあると考えられます。その中で、過去に解決できなかった課題があると、今、その問題が起こっていると感じ、対処できずに行動・心理症状（BPSD）として出現します。例えば、乳幼児期に発達課題を達成できていなかったり、家族関係に問題があったりすると、その体験は潜在的な課題として心に残り、認知症となってからそのときの苦痛が再び表れ、情緒を不安定にし、心理的苦痛を与えます。また、成人期における家族や友人などとの間で起きた問題[*2]などがあった場合も、認知症の人は何度も思い出し、苦しみます。

認知症の人が自分の人生の意味を認識し、安らかに死を受け入れるためにも、本人の話を聞き、本人のつらい過去の出来事を理解し、どのように折り合いをつけていけばよいか考え、心理的痛みを軽減する支援が必要です。

*2
例えば「家族を顧みずに仕事に没頭してしまった」など、特にその人にとっての後悔。

引用文献
1）エリク・H・エリクソン，ヘレン・Q・キヴニック，ジョーン・M・エリクソン：老年期　生き生きしたかかわりあい，朝長正徳，朝長梨枝子訳，みすず書房，p.35, 1997.

（鈴木みずえ）

痛み・苦痛・つらさの原因を
アセスメントする

1：「痛み・苦痛・つらさ」の部位と程度の把握

痛みとは「実際の組織損傷もしくは組織損傷が起こりうる状態に付随する、あるいはそれに似た、感覚かつ情動の不快な体験」[1]、苦痛とは「精神や肉体が感ずる苦しみや痛み」[2]、つらいとは「体に苦痛を感じる。難儀」[3] のことです。痛み・苦痛・つらさに共通してみられる要素には、身体だけでなく精神的な体験もあり、全人的苦痛（身体的側面・精神的側面・社会的側面・スピリチュアル）につながります。ここでは、身体の「痛み」に焦点を当て、アセスメントのポイントを述べます。

1. 痛みの部位

痛みのある部分は1カ所とは限りません。また、認知症の人は痛みの部位をわかりやすく他者に伝えるのが難しくなります。そのため、痛みの部位を知るには、看護師が認知症の人の体を触り、痛いかどうか尋ねる必要があります。その際、顔をしかめたり、払いのけたりする動作がないか、表情やボディランゲージの観察が重要です。

痛みのある部位を特定したら、体の図を用いて記録しておくと、介護職など他の専門職と共有しやすいでしょう（図3-2-1)[4]。また、痛みの部位によって筋骨格系に関連した疾患によるものか、痛みの走行によっては神経痛等によるものなのかアセスメントもしやすくなります。

がんによる痛みがある場合、その痛みは体性痛が71％、神経障害性疼痛が39％、内臓痛が34％と報告されています[5]。これらの病態は多くの場合混在しています。また、さまざまな一次ニューロン（末梢感覚神経）から脊髄レベルに痛みの情報が伝導・伝達することから、原因部位から離れた同じ脊髄レベルの侵害刺激を入力する部位に皮膚の感覚異常や筋肉の収縮を生じさせ、関連痛を起こす可能性があります[6]。関連痛を見落とさないためにはデルマトーム[*1] の理解が必要です。

＊1　デルマトーム
脊髄神経が支配している皮膚感覚の領域を模式図化したもの。どこの脊髄神経で障害が起こっているのかを示します。

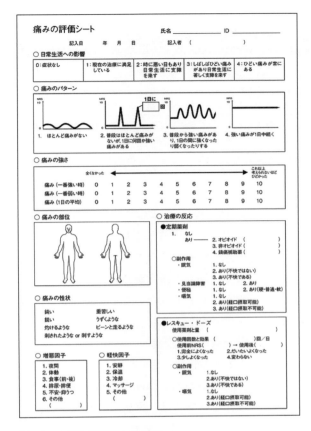

痛みの評価シート

氏名 _____ ID _____

記入日　　年　月　日　　記入者（　　　　　）

○ 日常生活への影響

| 0：症状なし | 1：現在の治療に満足している | 2：時に悪い日もあり日常生活に支障を来す | 3：しばしばひどい痛みがあり日常生活に著しく支障を来す | 4：ひどい痛みが常にある |

○ 痛みのパターン

1. ほとんど痛みがない
2. 普段はほとんど痛みがないが、1日に何回か強い痛みがある
3. 普段から強い痛みがあり、1日の間に強くなったり弱くなったりする
4. 強い痛みが1日中続く

○ 痛みの強さ

全くなかった　←　　　　　　　　　これ以上考えられないほどひどかった

痛み（一番強い時）	0	1	2	3	4	5	6	7	8	9	10
痛み（一番弱い時）	0	1	2	3	4	5	6	7	8	9	10
痛み（1日の平均）	0	1	2	3	4	5	6	7	8	9	10

○ 痛みの部位

○ 痛みの性状

鈍い　　重苦しい
鋭い　　うずくような
灼けるような　ビーンと走るような
刺されたような or 刺すような

○ 増悪因子
1. 夜間
2. 体動
3. 食事（前・後）
4. 排尿・排便
5. 不安・抑うつ
6. その他（　　　）

○ 軽快因子
1. 安静
2. 保温
3. 冷却
4. マッサージ
5. その他（　　　）

○ 治療の反応

●定期薬剤
○なし
○あり
　1. オピオイド（　　　）
　2. 非オピオイド（　　　）
　3. 鎮痛補助薬（　　　）

○副作用
・眠気
　1. なし
　2. あり（不快ではない）
　3. あり（不快である）
・見当識障害
　1. なし
・便秘
　1. なし
　2. あり（硬・普通・軟）
・嘔気
　1. なし
　2. あり（経口摂取可能）
　3. あり（経口摂取不可能）

●レスキュー・ドーズ
使用薬剤と量（　　　）
○使用回数と効果（　　　）→ 使用回（　　　）回／日
　使用前NRS（　　　）
　1. 完全によくなった　2. だいたいよくなった
　3. 少しよくなった　4. 変わらない
○副作用
・眠気
　1. なし
　2. あり（不快ではない）
　3. あり（不快である）
・嘔気
　1. なし
　2. あり（経口摂取可能）
　3. あり（経口摂取不可能）

図3-2-1｜痛みの評価シートの例

（日本緩和医療学会：がん疼痛の薬物療法に関するガイドライン2010年版，https://www.jspm.ne.jp/guidelines/pain/2010/chapter02/02_02_02.php#s04）

2. 痛みの程度を評価するには

　認知機能の低下により痛みの訴えが困難な人には、本人に痛みがあるかどうか尋ねる、家族に尋ねる、「日本語版アビー痛みスケール」[7]などを用いることで痛みの有無や程度をアセスメントします。

❶本人からの訴え

　痛みは、他者からは見えない症状であるため、痛みについて知る1番の方法は本人からの訴えです。認知症の人は、「今朝、痛かったか」「昨日はどうだったか」という質問には答えられなくても、痛みのあるときには「痛い」と答える場合があります。痛みを伴っているような動作をしていないか観察したり、処置のときには「痛い？」などシンプルな質問をしたりして確認しましょう。

　方言で痛みを表現する人もいます。「さす」「しみる」「つつく」「こわる」「やむ」「にがる」などは痛いという意味で使われることがあります。また、「ズキンズキン」「ジーン」「ジンジン」「ズキズキ」「チクチク」「ズーン」といったオノマトペを言っていないかにも注意します。看護師がこのようなオノマトペを使って聞くのもわかりやすくてよいでしょう。認知症の人が理解できる言葉を使うとともに、動作の際に痛みに関連する言葉を発していないか注意を向けることが重要です。

　認知症の人は適切に痛みを訴えるのが難しく原因が特定できないと、「気を引こうとしている」「大げさに騒いでいる」と家族や周囲の人に誤解されてしまう場合があるため、気をつけなければいけません。

　「突然ジーンとする」「針でチクチク刺されている感じ」「ビリビリとしびれる」といった訴えは、神経障害性疼痛の可能性があります。アロディニアを起こしていると、通常ならば痛みを引き起こさない程度の軽い刺激でも激しい痛みを訴えます。また、認知症の人には、変形性関節症など筋骨格系の疾患による痛みが多く、動作時に痛みを強く感じます。変形性膝関節症では、立ち上がるときや歩き出したときに痛みを強く訴えますが、歩いていると痛みは軽減する場合があります。腰部脊柱管狭窄症では、少し歩くと足が痛くなったりしびれたりしますが、休むと治まって再び歩けるようになります

表3-2-1｜痛みのサインの例

指標	例
動作・ボディランゲージ	膝をさする、腰に手をやる、動くときにしかめ面をする、体をかばう、身体をこわばらせる、ケアを拒否する、ケア時に大声を出す・怒る・落ち着かなく動き回る・避ける・その場から離れようとする、普段より動かない、痛みのある場所を触る・押さえる、足を引きずる、こぶしを握る、体を硬直させる、他者に攻撃的になる（他者への暴言・暴力など）、人がそばにいることを嫌がる、震える、体を揺らす
表情	眉間やおでこにしわを寄せる、にらむ、険しい表情をする、歯を食いしばる、表情をこわばらせる、涙ぐむ、汗をかく、顔面紅潮、顔面蒼白
発声	泣く、痛みに関するなんらかの言葉を発生する（「いたたた」「痛い」など）、うめき声を上げる、叫ぶ

図3-2-2｜日本語版アビー痛みスケール

(Takai, Y. et al.：Abbey Pain Scale：Development and validation of the Japanese version, Geriatr Gerontol Int, 10(2)：153, 2010)

（間欠性跛行）。このような痛みを引き起こす病態を理解しておくことが、認知症の人の痛みをアセスメントするのに重要です。痛みの訴えが持続しなくても、嘘や気のせいではないことを認識し、原因を探りましょう。

❷他者による評価

①家族の評価

　認知症の人が痛みの有無・程度を訴えられない場合は、家族に尋ねます。普段生活をともにしていなくても、認知症の人のそれまでの生活を知る家族はいつもと違う様子に気がつき、痛みの有無がわかることが多くあります。しかし、「お世話になっているのに痛がっているなんて言ったら、（医療者側に）クレーマーだと思われるかもしれない」など、医療者に遠慮して伝えない家族もいます。そのため、医療者側から家族に聞くことが必要です。

②痛みによる行動を観察して評価

　認知症の人の痛みの訴えを聴取するとともに、表3-2-1のような痛みのサインがないか客観的な情報も収集します。日常的に、認知症の人の言葉以外での不快（ここでは痛み）の表現に注意を向けましょう。

　上記のような、痛みに伴って起こる行動などがあるかを観察し得点化して、痛みの有無や程度のアセスメントに用いられるのが疼痛行動観察尺度です。その例として、図3-2-2に「日本語版アビー痛みスケール」[7]を挙げます。さまざまな評価ツールがありますので使ってみましょう。

（高井ゆかり）

2：「コミュニケーション能力、意識障害（せん妄）」の程度の把握

1. コミュニケーション能力

　認知症になると、家族の名前を言い間違える、約束した時間・場所を忘れる、食べたばかりなのに食事を催促するといった言動が見られるようになります。身近で接する家族・介護者にとっては、戸惑う場面や接し方に困る場面が増えてくるかもしれません。しかし認知症によって記憶力や判断力が衰えても、自尊心や孤独感、周囲の人にわかってもらえない苦しみなどの感情は残っており、何もわからなくなっているわけではありません。そのことを忘れずに、コミュニケーションをとり続けていく必要があります。

❶認知症の進行によるコミュニケーション能力の変化と対応

　認知症の進行によってコミュニケーション能力も変化していきます。ただ、本来のコミュニケーション能力や判断力などが影響している場合があり、すべての認知症の人が同じ経過をたどるわけではありません。また、脳血管性認知症では失語が、前頭側頭葉変性症では言語障害が表れ、初期から言語的コミュニケーションが困難になるなど、原疾患によっても異なります。ここでは認知症全般において特徴的な変化を述べます。

　軽度から中等度では、言葉がすぐに出てこず、「あれ」「それ」など代名詞が増えます。何度も同じ話を繰り返すのもこの時期の特徴です。そのため、本人の言葉を遮らずに、その前後の出来事や生活から本人が伝えようとしていることを推察し、言葉を補いながら話を聞くのが大事です。

　中等度から重度になると流暢な会話ができなくなり、自発的に会話をする頻度も低下し、コミュニケーションの機会が減少していきます。そのため、身体の状況や生活史から、本人の話しやすい環境を整え、話したいであろう内容を想像し、積極的にコミュニケーションをとっていくことが必要となります。重度では言語的なコミュニケーションはほぼできなくなり、突然大きな声や周囲に理解できない言葉を発するようになります。表現はさまざまですが、何かを訴えているサインです。ケア提供者は、認知症の人の体験を踏まえ、いつ・どのようなときに、どのような言動があるのか、筋緊張などの身体状態とともに一定期間観察すると、その理由がわかります。認知症の人が発信する小さなサインも見逃さないようにしましょう。

❷老化の影響

　人は老化によって感覚機能（視覚・聴覚など）が低下します。認知症の人のコミュニケーション能力をアセスメントする際はこれを考慮し、対応していくことが求められます。視覚においては、視力・色彩弁別能力・明暗順応

の低下や、視野狭窄、白内障などが起こり、見えにくく見間違うようになります。これらは、相手の表情の見えにくさにつながり、コミュニケーションをとりにくくします。聴覚に関しては、高音域の聴力と語音弁別能の低下により、聞こえない・聞き間違えることが増え、自らコミュニケーションをとるのをあきらめるようになります。耳垢による伝音性難聴の可能性もあるため、セルフケア不足にも注意が必要です。

老化により口腔内の状態も悪くなります。歯牙欠損や口腔周囲筋機能の低下によって、話しにくくなると口数が減ります。また、義歯が合わないことも影響します。認知症の人には補助道具の装着は困難と思われがちですが、以前から使用しているものは活用し、口腔内環境を整えましょう。

❸環境の影響

人は、慣れた場所で慣れた人と話すのと、そうではない場所でそうではない人と話すのでは心理的に大きな違いがあります。それは認知症の人も同様です。また、認知症の人は、周囲の動きや音が気になって集中力が続かないという特徴があります。大切な話をする際は、安心感を得られ話に集中できるように環境を整備します。

話す人の声のトーンや態度など周辺言語も認知症の人の感情や集中力に影響します。丁寧な言葉遣いでも、顔を見ない、早口、子ども扱いするといった態度だと、認知症の人は不快感をおぼえ、コミュニケーションをとる姿勢になれません。ケア提供者は自身の周辺言語にも気をつけましょう。

2. 意識障害（せん妄）

❶認知症の人の意識障害（せん妄）

せん妄は、記憶障害や睡眠障害、注意力・意欲（活動性）の低下、幻覚（幻視、幻聴）・妄想、感情の障害（不安、興奮、怒り、高揚感等）などを引き起こす意識障害です。せん妄には直接因子・準備因子・誘発因子があり、図3-2-3のような関係です。また、せん妄を認知症と間違われたり、認知症の

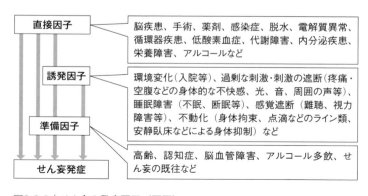

図3-2-3｜せん妄の発症因子（要因）

表3-2-2｜認知症とせん妄の関係

- ●認知症の人は、せん妄になりやすい（準備因子）
- ●高齢者にせん妄が生じると、「認知症になった」と言われる
  （老化による機能低下＋せん妄による認知機能障害＝認知症？）
- ●認知症高齢者にせん妄が出現すると、「認知症が悪化した」「認知症が進行した」と言われる
  （軽度認知症＋せん妄による認知機能障害＝認知症の悪化？）
- ●「暴れる、拒否する」＝「認知症の人」「せん妄の人」と言われる

人にせん妄が出現すると認知症の悪化と思われたりする場合があります。本来の認知機能がきちんと判断されず、適切なケアが提供されないため、せん妄がより悪化・遷延化する可能性があります（表3-2-2）。

　せん妄により認知症の人には、苦痛の体験をする、認知症や抑うつと間違われ適切なケアが行われず悪化・遷延化する、薬物療法で過鎮静され生活に支障を来す、（時に）身体拘束で安寧・人権への脅威を感じる、コミュニケーションが困難になる（身体的な苦痛を伝えられなくなる等）などの影響があります。せん妄状態となると、突然、周囲の環境や人が不明瞭で見知らぬものに変化します。現実なのか理解できず、周囲の出来事に対して戸惑い、恐怖感を抱き、「帰りたい」「家族に会いたい」などと訴えることもあります。このときの恐怖感は長く残ります。特に認知症の人は入院などの環境の変化によってせん妄が出現する場合が多く、退院して自宅に帰った後も再びせん妄状態になる人もいます。

　せん妄による苦痛を回避するためには、予防と発症した際の早期対応が重要です。

❷予防のアセスメント

　認知症の人の多くは高齢で、複数の疾患を有し、抵抗力・予備力・適応力の低下があり、感染症・脱水を起こしやすく脆弱な状態です。そのため、認知症の人にはせん妄が出現しやすいことを前提にアセスメント・ケアをする必要があります。

　身体疾患による苦痛の緩和はもちろん、誘発因子の評価・介入により、せん妄の出現を予防できます。特に病院は認知症の人にとって非日常的な場で、せん妄が表れやすくなります。丁寧に療養環境も見直しましょう（図3-2-4）。また、医師（原因に対するアプローチ）・看護師（早期発見・苦痛の評価と対応）・薬剤師（せん妄を惹起しない薬剤選択）・リハビリ職（早期離床に向けた支援）などの多職種連携による多角的な視点からの対応が重要です。

❸せん妄の発症を見逃さない

　認知症の人がせん妄を発症した際には、その要因を見逃さないことが重要です。いつからその状態になったのか、身体疾患の変化・薬剤の変更等はあ

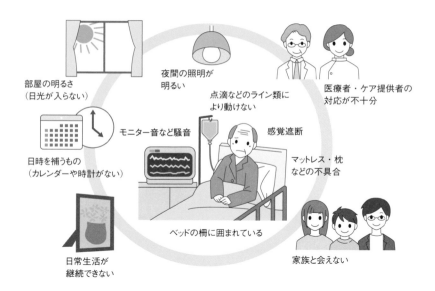

*2
Step 4の図3-4-2も参照

図3-2-4│病院における療養環境で整備したいポイント*2

ったのかなど、発症前後の違いを整理します。

　入院時にすでにせん妄症状が現れ、興奮状態にあると、すぐになんとかしようと薬物療法によって鎮静させる傾向があります。しかし、認知症症状の憎悪や進行の可能性もあるため、見極めなくてはなりません。2020（令和2）年度診療報酬改定で「せん妄ハイリスクケア加算」が新設されたことにより、リスク因子をスクリーニングし、ハイリスク患者に対して非薬物療法による対応を行っている所も多いでしょう。入院時になんらかの意識障害があれば、第一にせん妄の評価を行い、適切な早期介入が求められています。

（佐藤典子）

3：「認知機能障害/BPSD（生活障害、ADL障害）」の程度の把握

　認知症の症状には、中核症状と呼ばれる認知機能障害と行動・心理症状（以下、BPSD）[8]があります（図3-2-5）。認知機能障害はその人によって異なるため、ここでは一般的に共通する症状について述べます。実際、認知症の人にどのような症状があるのかは、本人に聞いたり、観察したりする必要があります。認知症だから記憶力や理解力がないと一方的に決めつけるのではなく、丁寧に本人の訴えを聞き、それぞれの認知機能障害に関する痛み・苦痛・つらさをアセスメントし、その原因を分析しましょう。

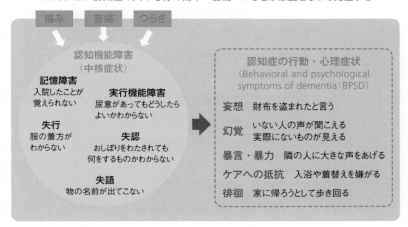

図3-2-5 | 認知症の中核症状と行動・心理症状

1. 主な認知機能障害と対応

❶記憶障害

　記憶障害には、短期記憶障害や長期記憶障害があります。短期記憶障害は、ワーキングメモリ（情報を一時的に記憶しておく能力）の働きが落ち、直前の出来事（新しいこと）を覚えられなくなります。認知症の人の物忘れがよく指摘されますが、これが短期記憶障害に当たります。長期記憶障害では、数分〜数カ月単位の近い過去や年単位で蓄積された記憶に障害が生じます。しかし、認知症の人の長期記憶は保たれていることが多く、過去の体験（幼少期や活躍していた時代など）はよく覚えています。認知症の人と話をする際は、長期記憶を活用して本人の過去のエピソードを話題にすると、コミュニケーションが円滑に進みやすくなります。

　認知症の人が繰り返し同じ話をするのは、記憶障害により自分が言ったことを忘れてしまうからです。一方、繰り返し同じことを聞くのは、障害により忘れている場合もありますが、忘れてしまうという不安感が原因の場合もあります。また、話や体験を覚えていなくても、つじつまを合わせようとして作話することがあります。それは自分で記憶の障害があるのを認識し、なんとかしようと本人なりに対応している行為[*3]です。こういった認知症の人の行動の意味を理解することは重要です。

❷見当識障害

　見当識とは今がいつ（時間・年月日・季節）で、ここがどこ（場所）で、何をしているかです。見当識障害では、自分が今、置かれている状況（これらの情報）がわからなくなります[*4]。

　見当識障害は認知機能に関するスクリーニング検査で評価できますが、ケ

*3
取りつくろい行為

*4
時間・日付、場所、人の順にわからなくなっていくのが一般的です。

アの際に会話の中で「今日は何日ですか？」「何時ですか？」などと尋ねることで、定期的にアセスメントできます。軽度・中等度の人はすぐには答えられなくても、カレンダーや時計を確認すればわかるため、その人の障害の程度に合わせて行いましょう。

❸実行機能障害

例えば、尿意を感じてもトイレの場所や手順がわからなくなるなど、本来できていた行為ができなくなります。具体的には、①計画を立てる、②計画を実行して目的を達成する、③効率よく行うなどの手続きがとれなくなるのです。また、何事をするにもおっくうになり、動作が緩慢になります。

軽度・中等度の人には、手順に沿って具体的に行うべきことを声かけし、手助けすれば本人が行えることも多いため、どの程度サポートが必要なのかを観察します。

❹理解力・判断力の障害

「考えるのに時間がかかる」「同時に2つ以上の物事を考えられない」「次々に展開していく話についていけない」「援助が必要であっても本人がそれを判断できず助けを求めることができない」などがあります。

話の内容について、本人が理解しているか1つひとつ確認しながら、時間をかけてゆっくり話せば、理解し判断することができます。また、手帳などに書いておくと、よりわかりやすいでしょう。

❺注意力の障害

周囲の人の声や動作に気をとられ、会話や食事に集中できません。転倒・転落などの危険も予測できなくなるため、注意が必要です。認知症の人に集中してもらいたいときは、雑音を少なくするなど、本人が安心できるように環境の整備が求められます。

2. 行動・心理症状（BPSD）

BPSDは、認知症の人の心身の痛み・苦痛・つらさなどが原因として起こります[*5]。「心理的な痛み・苦痛・つらさ」としては、不安、戸惑い、自分を責める、悲哀、絶望等、「身体的な痛み・苦痛・つらさ」では、身体疾患による痛みや苦痛、便秘や尿路感染症などの排泄障害、点滴やカテーテルなどの痛み・苦痛・つらさ、睡眠覚醒リズム障害などがあります。本人を取り巻く環境や人間関係、身体的な要因が大きく影響しており、これらは認知症の人が体験している痛みや苦痛、自分のことを周囲の人にわかってほしいという訴えであり、意味のある行動なのです。その人の満たされていないニーズを満たすケアが必要です。対応のポイントは次のとおりです。

● BPSDを痛みや苦痛を感じているメッセージと捉え、原因をアセスメントする

＊5
身体的な痛みや苦痛：便秘、尿路感染症、腰痛や膝関節炎、BPSDを悪化させる薬剤、ベンゾジアゼピン系睡眠剤
心理的な痛み：「わからない人・理解できない人」として見られる孤独感や不安、淋しさ、自己肯定感情や自尊感情の低下、一方的で尊厳を損なうケア、無視や放置、日課や役割のない生活、生きがいのない孤独な生活、医療スタッフとの人間関係や孤独感など

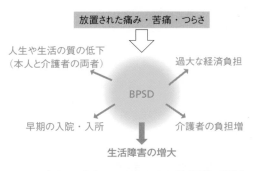

放置された痛み・苦痛・つらさ

人生や生活の質の低下
（本人と介護者の両者）

過大な経済負担

BPSD

早期の入院・入所

介護者の負担増

生活障害の増大

図3-2-6 | 痛み・苦痛・つらさとBPSD・生活障害の関係

● ケアチームの視点と対応を統一する
● ケアがニーズにマッチしていたかどうかの予測（仮説）と、効果があったかの検証を繰り返す

　放置された痛み・苦痛・つらさは、BPSDとして認知症の人の人生や生活の質を低下させて介護者の負担、過大な経済負担などを引き起こします（図3-2-6）。早期の入院・入所、さらには生活障害につながります。

3. ADL障害と生活障害

　ADL[*6]には基本的ADLと手段的ADL[*7]があります。基本的ADLは移動・排泄・食事・更衣・洗面・入浴など、人として基本的な日常生活を送るために最低限必要な日常生活動作です。手段的ADLは、基本的ADLよりも高次の日常生活動作です。具体的には家事、金銭管理、服薬管理、電話の使用、趣味（余暇活動）など、在宅で生活する人には必要な身体機能です。

　ADLの低下は、脳血管障害、膝関節炎、骨粗鬆症や加齢に伴う影響（体力、筋力などの身体機能の低下、立位・歩行の障害、バランス能力の低下など）により起こり、動作や歩行時にふらつき、身体的な動作がとりにくくなります。

　ADL障害は主に加齢や疾患による身体的機能の低下に伴う障害を指しますが、生活障害は、認知症の実行機能障害に関連して生じるものです。実行機能障害に関連したADL障害を評価する指標に、認知症のための障害評価表（表3-2-3）[9]があります。「衛生」「着衣」「排泄」「摂食」「食事の用意」

*6
Activities of Daily Living
（ADL、IADLについては本書第2章1も参照）

*7
IADL（Instrumental Activities of Daily Living）

表3-2-3 | 認知症のための障害評価表

採点：はい＝1　いいえ＝0　該当せず＝×
過去2週間の間に被検者は手助けをしたり、指示することなしに以下の行為をしましたか

	行動の開始	計画・段取り	有効な遂行
衛生			
体を洗おうとする、あるいは入浴する、シャワーを浴びようとする	☐		
歯を磨こう、あるいは入れ歯の手入れをしようとする	☐		
髪の手入れ（洗髪および整髪）をしようとする	☐		
体を洗ったり入浴するためにお湯を入れタオルや石鹸を用意する		☐	
体を洗って確実に体のすべての部分を完全に乾かす			☐
歯磨きあるいは義歯の手入れを適切にする			☐
髪の手入れをする（洗髪と整髪）			☐
着衣			
自分で服を着ようとする	☐		
適切な服を選ぶ（時期、身ぎれい、天候、および色の組合せに関して）		☐	
適切な順番で服を着る（下着、衣服および靴）		☐	
完全に自分で服を着る			☐
完全に自分で脱衣する			☐

（本間昭、朝田隆、新井平伊、他：老年期痴呆の全般臨床評価法Clinician's Interview-Based Impression of Change plus-Japan（CIBIC plus-J）解説と評価マニュアル　老年精神医学雑誌, 8(8), p.855–869, 1997.）

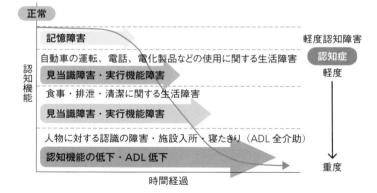

図3-2-7 | 認知症の進行と生活障害の関係

（鈴木みずえ，生活障害，太田貞司・上原千寿子・白井孝子編，
介護福祉士実務者研修テキスト第2版，中央法規出版，p.310，2020.）

「電話をかける」「外に出かける」「金銭の取り扱いと通信」「服用」「余暇と食事」に対して「行動の開始」「計画・段取り」「有効な遂行」を評価し、どの行動の実行機能に課題があるかを明らかにします。これらの行動が障害されることに本人の痛み・苦痛・つらさも関係しますが、声かけや一緒に行動する、1つひとつを具体的に示すことでできることも多くあります。

　認知症の人はBPSDだけではなく、認知機能障害に関連して生活する上で今までできていたことができなくなる「生活障害」と呼ばれる状況も同時に引き起こします。生活障害は認知機能障害の記憶障害、実行機能障害、理解・判断力の障害に関係して引き起こされます[10]（図3-2-7）。生活障害は、認知症の人の生活の質を著しく低下させるだけでなく、入院生活における負担も増大させます。具体的にどのようなことで困っているのかを聞き、一緒に行動して観察してみると把握することができます。

引用文献
1) 日本疼痛学会理事会：改定版「痛みの定義：IASP」の意義とその日本語訳について，http://www.jaspain.umin.ne.jp/pdf/notice_20200818.pdf［2022.6.15確認］
2) 新村出編：広辞苑，岩波書店，p.841，2018.
3) 前掲2），p.1968.
4) 日本緩和医療学会：がん疼痛の薬物療法に関するガイドライン　2020年版，https://www.jspm.ne.jp/files/guideline/pain_2020/02_01.pdf［2022.6.15確認］
5) 前掲4）.
6) 前掲4）.
7) Takai,Y., Yamamoto M.N., Chiba Y., et al. : Abbey Pain Scale Development and validation of the Japanese version, Geriatrics & Gerontology International, 10（2），p.145–153, 2010.
8) 中島健二，下濱俊，冨本秀和他編集：認知症ハンドブック　第2版，医学書院，2020.
9) 本間昭，朝田隆，新井平伊，他：老年期痴呆の全般臨床評価法　Clinician's Interview-Based Impression of Change plus-Japan（CIBIC plus-J）解説と評価マニュアル．老年精神医学雑誌．8（8），p.855–869，1997.
10) 武地一：アルツハイマー型認知症の認知機能障害，生活障害，BPSDの構造，精神医学，58（11），p.905–913，2016.

（鈴木みずえ）

アセスメントに基づいた
ケアの優先順位を決める

認知症の人の意思を実現するために

1. 認知症の人の意思決定の現状

認知症の人は、記憶障害・見当識障害などから「いつ、誰が、何をしたか」は覚えていないかもしれませんが、「相手がどのように言ったか」「自分がどう感じたか」などはよく覚えています。本当に言いたい思いまでわからなくなっているわけではないのです。ただ、ケア提供者が普段から「理解できない人・わからない人」として接していると、意思の表出をあきらめ無為・無動の状況に陥って口を閉ざし、言語だけではなく表情や行動でも表現しなくなってしまいます[*1]。つまり、自分の意思を表現する意欲さえも失ってしまうのです。ですから「認知症の人は意思決定できる」という信念を持ち、理解できるようにコミュニケーションなどを工夫します。日常生活上のケアにおいても、どのようなケアを本人が望んでいるか、それに対する意思決定を支援することが人生の最終段階の支援にもつながります。

認知症高齢者は人生で培われた独自の価値観、生活習慣などがあり、自分の意思を持った人であることを本書では強調しています。コミュニケーション障害などから自らニーズを満たすことがしにくい傾向にありますが、言語的なコミュニケーションができなくても、ニーズが満たされない思いは行動・心理症状（以下、BPSD）として表現されることが多く、BPSDは、認知症の人が表現しようとしている不安・苦痛などの意思でもあるのです[*2]。

図3-3-1[1]に意思決定支援の方針を示します。認知症の人の意思決定支援を行うために"意思を引き出す"には、ケア提供者側の意識改革が重要です。

2. ガイドラインから意思決定支援のプロセスを知る

厚生労働省「認知症の人の日常生活・社会生活における意思決定支援ガイドライン」[2]では、意思決定支援には、**意思形成支援**、**意思表明支援**、**意思実現支援**の3つがあると示しています。

*1
学習された無力感といいます。

*2
BPSDに関しては、単なる認知症の症状と考えるのではなく、認知症の人の痛みや苦痛の表現として原因を分析して対応する必要があります。

認知症高齢者の意思決定支援の前提条件 ▶ **認知症高齢者は自分の価値観や意思を持っている**

3つのポリシー

1. 認知症高齢者は言語的コミュニケーション能力の低下に関係して外観からは意思を持っていないかのように見えるかもしれないが、実際には自分の価値観・感受性や意思を強く持っている私たちと同じひとりの人である。
2. 認知症高齢者は、提供されるケア内容や生活環境が、言語的に表現できない自分の意思と合っていない時、認知症の行動・心理症状（BPSD）という形で意思を表現することもある。日常生活における意思決定支援や BPSD の原因に対するケアの延長線上に最終段階の意思決定支援、つまりACPがある。
3. 意思決定支援者は認知症高齢者が私たちと同じひとりの人であることを認識して、認知症の段階やその人の認知機能障害に合わせた意思の形成・表明・実現のためのコミュニケーション技術を習得する必要がある。

図3-3-1｜**意思決定支援の方針**

（鈴木みずえ他：高齢者施設における認知症高齢者の意思決定支援に関する実践ガイド，p.2，2022. https://www.hama-med.ac.jp/education/fac-nurs/dept/gerontol-nurs/2022PracticalGuide.html）

意思形成支援：自分の意思を形成するために、説明したり、選択を示す支援。認知症の人がわかりやすく理解できるように具体的な説明を行い、本人が正しく理解しているか、確認する必要がある。

意思表明支援：形成された意思を適切に表明・表出することへの支援。静かな場所で本人の意思を引き出したり、話された内容について異なる時間で確認したり、複数人で確認した上で本人の信条、生活歴・価値観等の周辺情報との整合性を確認する。さらにその都度、本人のそのときの様子やかかわった人も含め、話された言葉を記録する。

意思実現支援：表明・表出された本人の意思を日常生活・社会生活に反映する支援。実現にあたって、本人の能力を最大限に活かす、チーム（多職種協働）による支援、社会資源の利用等、さまざまな手段を活用し、形成・表明された意思の客観的合理性に関する慎重な検討と配慮が必要。

3. 認知症高齢者のACP[*3]

日本老年医学会の「ACP推進に関する提言」（2019年）では、「ACPは将来の医療・ケアについて、本人を人として尊重した意思決定の実現を支援するプロセス」と定義しています。そして、重度認知症などのために人生の最終段階の意思決定が困難となった場合も、本人の意思をくみ取り、本人が望む医療・ケアを受けることができることの重要性を述べています。

つまり、「日常生活に関する意思決定支援」と「人生の最終段階の意思決定支援」の積み重ねが認知症高齢者のアドバンス・ケア・プランニング（以下、ACP）につながるのです。

ACPは、治療の決定が目的ではなく、家族や支援者と最期までいかに生きるかについての大切な対話であり、これを行うことで生活の質を高めることになるのです。本人にとってだけではなく、家族や看護師にとってもいかに生きていくかを考えさせられる、互いに大切な時間となります。

＊3
アドバンス・ケア・プランニング（Advance Care Planning）
ACPをより身近に考えるために、厚労省はACPの愛称を「人生会議」としました。

ケア提供者のコミュニケーションの技術も意思決定支援に影響します。次のようなわかりやすい言葉で日常生活における本人の意思を確認し、さらに最終段階の意思へと段階を踏まえて支援していく必要があります[3]。

❶日常生活で確認する意思の例
- 自分の好みや楽しみを大切にしたい（例：好物、音楽、趣味、景色など）
- 家族とのつながりを大切にしたい（面会、電話、写真、思い出の品など）
- 入院または施設に入居していても、可能な場合は外出・外泊したい
- 性格や職業、以前の生活に合わせたケアをしてほしい
- 話を聞いてほしい、1人にしないでほしい

❷最終段階で確認する意思の例
- 最期まで積極的に入院・治療したい
- 痛み・苦痛がある治療はしたくない
- 入居している施設で最期まで過ごしたい（入院したくない）
- 自宅にいるので最期まで家族と家で過ごしたい

例：口腔摂取に関する本人の意思を引き出す具体的な支援方法

①意思の形成支援

　例えば「自分の口で食べられなくなったら、どうしますか」と尋ねる、「（胃瘻のイラストや図、写真とともに）口で食べる代わりに点滴や鼻やお腹に穴を開けてチューブで栄養を摂る方法があります」と説明する　など。

②意思の表出支援

　「最期まで自分の口で食べたい」「自分の好きな食べ物を摂りたい（コーヒーやビールのような嗜好品なども）」等の本人の言葉を傾聴して記録する。胃瘻をつくってチューブを入れて長く生きることを望む人もおり、イラストなどを参考に丁寧に繰り返して説明する必要がある。

　表出された内容は、家族や他のスタッフと共有するとともに記録し、体調が変化した際など定期的に確認する。

③意思の実現支援

　「食べれんようになったらあっちに行くわ」等の本人の発言があり、記録されている人で、食べられなくなった場合、可能な限り好みの食事を楽しむようにする[*4]。

---

*4
例：そのままでは食べられなければ細かく砕く。ビールなどのアルコールも取り入れる、など

　毎日の生活における価値観や好みを把握し、その希望を実現することによって、認知症の人の意思をさらに引き出すことができます。こうした日々の意思決定支援がBPSDやスピリチュアルペインの緩和につながり、ひいては人生の最終段階の意思決定支援につなげることが可能になるのです。

（鈴木みずえ）

認知症の人の生命予後と疾患併存状態から
ケアの優先順位を決める

1. 認知症の進行に伴う症状の変化

　認知症の経過は、個人差はありますが、年単位で進行していくことが多くみられます。認知症に関する一般市民の意識・知識の向上や診断技術の向上により、最近では軽度認知障害（MCI[*5]）の段階から認知症と診断されるケースもあり、診断や発症から、認知症の人とその家族は長い期間、認知症とともに生きていくこととなります。

　第2章で述べられているように、認知症には軽度・中等度・重度といった病期があり、その時期ごとに出現する症状も異なります。

　図3-3-2は認知症の進行度とそれに伴って生じる症状の変化を示したものです[4]。軽度認知症では、近時記憶障害や時間の失見当が出現し、認知症の人自身もそれに伴う強い不安や、生活の不自由さを感じる時期です。この時期は、他の疾患の影響がなければ、移動や排泄といった日常生活動作（ADL[*6]）は保たれていることが多いのですが、手段的日常生活動作（IADL[*7]）の金銭管理や服薬管理、献立を考えて食材を管理するなど複雑な生活動作には支障が出始める時期でもあります。

　続く中等度に進行した時期では、即時記憶障害といった、つい最近の出来事の記憶が保てなくなり、自分がどこにいるのかわからず場所の見当識も失われ始めます。この時期も身体的な機能は維持されていることが多く、落ち着かない様子で動きまわったり、徘徊をして道がわからなくなることがあります。精神的にもできないことや、わからないことが増えることで、介護者

*5
Mild Cognitive Impairment

*6
Activities of Daily Living

*7
Instrumental Activities of
Daily Living

	初期（軽度） （FAST stage 4） （HDS-R 18〜25）	中期（中等度） （FAST stage 5） （HDS-R 11〜17）	末期（重度） （FAST stage 6〜7d） （HDS-R 0〜10）	終末期
記憶障害：	近時記憶障害　　即時記憶障害　　遠隔記憶障害　　完全健忘			
見当識障害：	時間の失見当　　場所の失見当　　人物の失見当			
言語障害：	健忘失語　　　　感覚性失語　　　　全失語			
精神症状：	不安・うつ・妄想　　幻覚・鏡現象			
行動障害：	焦燥　　　　多動・徘徊・暴力　　　　不潔行為			
運動障害：			失禁　痙攣　固縮　四肢拘縮	
生活障害：	I-ADL障害		B-ADL障害　ADL全介助　嚥下障害	

FAST：Functional Assessment Staging of Alzheimer's Disease
HDS-R：改訂長谷川式簡易知能評価スケール（上記得点は大まかなめやす）

図3-3-2｜**認知症の進行度とそれに伴って生じる症状の変化**

（山口晴保編著：認知症の正しい理解と包括的医療・ケアのポイント　第2版，
協同医書出版社，p.63，2010．より一部改変）

に対して攻撃的になることもあり、認知症の人本人もその家族も疲弊・ストレスが高まることがあります。

　さらに進行して、重度になると歩行機能が失われ、覚醒・意識レベルが低下し、感情や意思の表出も乏しくなってきます。食事に関しても、食べる意欲の減退や嚥下障害が見られ、さらに進行すると低栄養や脱水、誤嚥性肺炎など身体機能が著しく低下し、やがて死に至ります。

2. 病期ごとのケアの目標

　図3-3-3は認知症の進行度とケアの目標を示したものです[5]。軽度の時期では、なるべく認知症の進行を遅らせるように治療や生活環境の整備を行います。まだできることも多く残されている時期なので、できることとできないことを整理してやり方を工夫し、なるべく自立した生活が継続できるようなケア方法を検討します[*8]。

　軽度の時期は、サポートがあれば認知症の人自身のACPを表明できる時期でもあります。認知症と診断され、認知機能の低下による生活への影響が出始めているときに今後の予後や必要となる介護・医療に関する情報を受け止めることは本人・家族にとってとてもつらいことですので、疾患の受容段階の確認や本人がどこまでの情報提供を望んでいるかの確認は必要になりますが、可能な範囲で、今後、介護や医療が必要となったときにどのような場所で過ごしたいか、どのような暮らしを望み、ケア・医療を望むのかを確認できるとよいでしょう。このことは、今後、家族が代理意思決定者となったときの助けになり、何より本人の意思をケアに反映することができるのでは

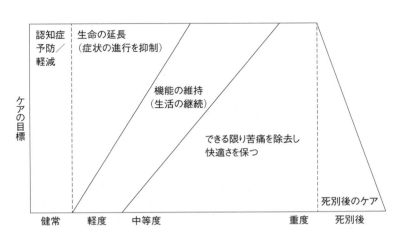

図3-3-3｜認知症の進行度とケアの目標

（Van der Steen, J.T. et al., on behalf of the European Association for Palliative Care（EAPC）：White paper defining optimal palliative care in older people with dementia：a Delphi study and recommendations from the European Association for Palliative Care, Palliat Med, 28（3）, p206, 2014 より翻訳．一部改変）

ないでしょうか。

　中等度の時期では、BPSDの軽減と苦痛の緩和も併せて行う必要があります。BPSDは介護者側の苦痛も大きくなりますが、より認知機能が低下し、わからないこと、できないことが増えていく不安や焦燥と、周囲の人々の自分に対する態度の変化が与える認知症の人への苦痛は計り知れないものがあります。介護者のコミュニケーションや本人の生活歴・人生歴を考慮した日常生活への支援によりBPSDの出現を抑える、軽減させるようなケアを行うことがケアの目標になります。非薬物療法でBPSDが改善されないときには薬物療法も併せて検討する場合もあります。

　中等度から重度に移行していく時期では、BPSDの出現頻度は減少していく場合が多いのですが、同時に覚醒時間の減少や、発語・感情の表出も乏しくなり、苦痛症状の訴えも自身では困難になっていきます。身体面では、歩行機能や身体耐久性の低下により自力での移動やADL遂行が困難となり、座位や臥床して過ごす時間が増加することで、褥瘡や関節拘縮が出現しやすくなります。

　重度から終末期の認知症の人への緩和ケアは苦痛の除去が大きな目標となりますが、疾患や体動困難による身体の痛みによる苦痛を主観的に表出することが難しくなる認知症の人の苦痛をアセスメントする際には表情や身体的変化など客観的な指標から評価し、介護者が苦痛をキャッチしていく姿勢を持つことが重要です[*9]。死別のときがより差し迫った時期では、さらに認知症の人からの発語や感情の表出がなくなっていき、コミュニケーションをとることは難しくなりますが、孤独感や不安といった心理的な苦痛を和らげるためにも、介護者からの声かけを継続し、室温・音などの療養環境を整えていくことも大切であると考えます。

*9
詳細は第3章Step2を参照

引用文献
1）鈴木みずえ他：高齢者施設における認知症高齢者の意思決定支援に関する実践ガイド，p.2，2022.
2）厚生労働省：認知症の人の日常生活・社会生活における意思決定支援ガイドライン，p.6-8，2018.
3）前掲1）.
4）山口晴保編著：認知症の正しい理解と包括的医療・ケアのポイント　第2版，協同医書出版社，p.63，2010.
5）小川朝生：認知症の緩和ケア—総合病院の精神科医が果たす役割，総合病院精神医学，27（2），p.117，2015.

参考文献
・日本意思決定支援推進機構：医療従事者向け意思決定支援ガイド．
（https://www.dmsoj.com/medicalconsent）［2022.8.8確認］
・浜松市：人生会議手帳．
（https://www.city.hamamatsu.shizuoka.jp/documents/88983/jinseikaigitechou_2.pd）
［2022.8.8確認］

（戸谷幸佳）

アセスメントに基づいた
ケアプランを立てる

1： 「痛み・苦痛・つらさ」に対する
ケアプラン作成のポイント

1. 適切な薬物療法を受けられるように支援しましょう

　認知症の人は、認知機能が正常の人に比べて、鎮痛剤の使用量が少なくなることが報告されています。認知症だからといって鎮痛剤で痛みを和らげる権利を奪うことは許されません。適切な薬物療法を受けられるように支援すると同時に副作用の早期発見に努めましょう。NSAIDsを用いるときは、消化器症状や腎障害等に注意します。高齢者は多剤を併用している場合もありますので、薬の交互作用に注意します。痛みに対して市販薬を用いている場合もありますので家族にもどのような薬剤を用いているか聞いてみましょう。

2. 薬物療法以外の疼痛緩和対策も見つけてみましょう

*1
温罨法の場合、急性の炎症所見があったり、意識障害や感覚障害、末梢循環不全がある場合は、禁忌となりますので注意しましょう。

　マッサージや温罨法*1 など本人が受け入れやすく、痛みの緩和を少しでも感じることのできる対策を見つけましょう。鎮痛剤が効くまでの間に用いることもできます。

　認知症の人の痛みは、慢性疼痛（一般に3カ月以上続く痛み）である場合も多いため、本人や家族がさまざまな方法を試している可能性もあります。今までどのような疼痛緩和対策をとっていたか（またはとっているか）、その効果はどうかを本人や家族に聞いてみましょう。

3. 身体を動かすことを推奨しつつ痛みの発生を最小限にするよう
工夫しましょう

　廃用症候群の予防のため、可能な範囲で体を動かすことができるように支援しましょう。カラオケやゲームへの参加など楽しい活動も痛みの閾値を上げることにつながるかもしれません。

　体位変換やポジショニングも重要です。関節拘縮や褥瘡は痛みの原因とな

りますので予防が肝要です。安楽な姿勢となるようにポジショニングに気を
つけます。痛みを引き起こす動作に対しては、より注意してなるべく痛みを
引き起こさない身体の動かし方、移動介助方法を検討しましょう。例えば、
大きくねじるような急な動きを避ける、ゆっくり細かく歩くように促すなど
です。長い距離を歩く場合は、適宜休憩をしたり、途中から車いすを使用し
たりしましょう。

4. 痛みがあっても生活しやすい環境となるように支援しましょう

　家屋状況について情報収集し、本人や家族へ助言を行いましょう。正座や
畳での生活を椅子やベッドでの生活に変更することで痛みの発生を軽減でき
る場合があります。手すりや杖が使えるようにする必要もあります。座面の
低い椅子よりもやや高いほうが立ち上がりやすくなります。必要に応じベッ
ドやシャワーチェアのレンタルや手すりの設置などの利用を話し合います。

5. 患者と医師の橋渡しを行いましょう

　例えば、医師の説明に対する認知症の人の理解度をアセスメントし、必要
な場合には、その人に合った説明の方法で補足します。その都度説明する、
簡単な言葉で説明する、繰り返し説明する必要があります。認知症の人や家
族が自分の疑問や思いを表出できるような環境づくりを行いましょう。痛み
の状況や治療・対処方法について、認知症の人や家族の理解力に応じた説明
を行います。その際、その内容をどのように理解したか確認しましょう。

6. 外来と病棟、地域など異なる場の専門職者が協働できるように
　　連絡調整を行いましょう

　認知症の人の痛みに関し、専門職者間のコミュニケーションの促進や患者
情報のスムーズな共有をはかりましょう。痛みへのケアには多職種連携が欠
かせません。認知症の人、その家族を含めたチームとなり、痛みの緩和に向
けて意見交換する機会を持つことが重要です。

（高井ゆかり）

2：「コミュニケーション能力、意識障害（せん妄）」
　　　に対するケアプラン作成のポイント

1. 認知症の人とのコミュニケーション

　「認知症の人」というだけで本人に話を聞かなかったり、聞いても仕方が

ないと考えがちではないでしょうか。まずは、コミュニケーションの機会を
つくり、可能性を広げていくという姿勢が第一に重要です。ケア提供者自身
の認知症の人とのコミュニケーションに対する先入観を認識し、以下のよう
にケアについて検討していく必要があります。

❶老化を適切に把握し、感覚遮断を最小限にする

老化には個人差があり、個人個人でさまざまな工夫をしていると考えられ
ます。認知症の人の場合、感覚器補助道具の使用や物を見るとき、音を聞く
ときの習慣*² などについて、生活をともにしている人や居宅・通所のケア
提供者の情報から把握するのがよいと思います。入院時でもこちらの問いか
けや行動に注意を向けているのか、目の動き、首の動き、うなずきや表情な
どを観察していきます。直接本人に聞こえるか、見えるかを確認できれば、
確認します。また、日常かかわる中においても、何に注目するのか、どのよ
うな音に反応するのかなど、さまざまなところから感覚機能を判断し、ケア
に活かしていきます。

*2
例：左右どちらから声をか
けるか、声のトーンなど

❷認知症の病期で生じる認知機能の変化からコミュニケーションの可能性を見る

認知症は進行していくため認知機能も変化していきます。認知機能の変化
は、日常生活の一連の動作から把握することができます。日常生活動作
（ADL・IADL）である食事・排泄・清潔などの動作を認識するところから、
行動の終了までを詳細に観察し、記憶障害や実行障害、失認や失行などが、
その過程のどの段階で表れているのかを把握していきます。そして、わかり
やすい環境が必要なのか、声かけが必要なのか、ともに行動することが必要
なのか、待つことが必要なのか、その人のペースに合わせたかかわりを考え
ていきます。

個人に合わせたかかわりが、コミュニケーションの可能性につながるので
はないでしょうか。また、認知機能はスケールで評価されますが、多くは点
数化して認知症の診断や進行の判断材料の1つになります。検査結果から認
知症なのかどうかだけを見るのではなく、その内容*³ に注目し、特に"で
きるところ"にも目を向けて認知機能を整理し、ケアに活かしていけるので
はないかと思います。

*3
言葉の流暢性や想起など

❸その人の立場を考えた環境調整

認知症の人は目の前のことや周囲に気が向くと注意が散漫になり、集中で
きないことも特徴の1つとなります。認知症でない人には気にならないこと
も本人にとってはとても気がかりとなり、急に歩き始める、話が続かないな
どの状況につながります。認知症の人の体験を想像し、その人の立場になっ
て、何が気になるのか、周囲の環境を見回し、行動の背景を想像し、少しで
も集中できる環境（雑音、騒音、周囲にいる人、ケアの方法など）を整えてい
きます。

❹非言語的コミュニケーションから、感情にはたらきかける

　認知症の人は、事象は忘れても感情は保たれます。Step 2（アセスメント）でも述べたように、丁寧な言葉使いであっても子ども扱いされるような対応であったり、顔を見ないで言葉をかけているなど周辺言語（言い方・声のトーン・表情など）により、不快に感じてしまいます。ケア提供者自身は、周辺言語に注意しながら、どのよう目線なら認識できるのか、見えていないようであれば「そっと触れる」など五感を駆使したコミュニケーションの機会をつくる必要があります。そして、快・不快の言動（言葉・行動）を記録し評価して、個別性のある対応を考えていきます。

2. 意識障害（せん妄）の把握

　認知症の人のせん妄は、発症予防と発症時には最小限にすることが重要です。認知症はせん妄の準備因子になります[*4]。せん妄を発症する・発症しているのではないかと思って対応していくことが重要であり、そこを見逃すと回復が遅れる、間違ったケアをしてしまうということがあります。

❶意識障害（せん妄）の予防ケア

①多職種連携による病状管理とケア

　せん妄の直接要因になる病状や薬剤使用により起こる症状を予測して全身管理を行います。そして、疾患や治療に伴う苦痛を予測し、多職種と連携して緩和に努めます。それぞれの役割を図3-4-1に示しました[*5]。

②せん妄の苦痛体験に対するケア

　せん妄を体験している本人は不安の中にいます。少しでも不安を軽減するために、認知症の人の生活背景を把握し、何にストレスを感じやすいか、不安やストレスに対して脆弱なのか、我慢する傾向にあるのか、どのように対処する傾向があるのかを把握します。また、入院前の生活状況の中で、取り

*4
意識障害（せん妄）のアセスメントはStep 2参照

*5
多職種連携については第4章6も参照

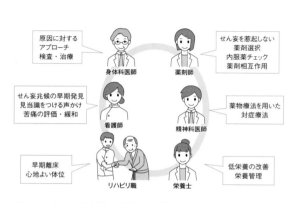

図3-4-1 | せん妄対策は多職種連携で行う

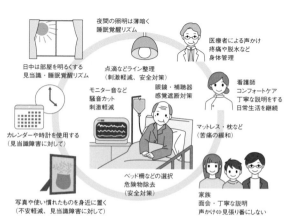

図3-4-2 | 療養環境・ケアの視点

*6
入院前・入院時にパンフレットなどで本人・家族にせん妄について説明し、不安や混乱の軽減に努めているところもあります。

入れられそうな活動や環境を検討し取り入れていきます。ケア提供者は、ケア時の声かけを丁寧に行い、入院生活・治療に関する説明を丁寧にきちんと行います*6。病院や施設は、ケア提供者にとっては日常の場でも、認知症の人にとっては非日常の環境です。図3-4-2に療養環境・ケアの視点の一部を示しました。認知症の人の視点で療養環境を見直して、できることから始めてみてください。

❷意識障害（せん妄）発症時のケア

①発症を機に振り返る

症状発症（原因検索）を把握することにより、認知症の人の苦痛が最小限になります。症状がいつから始まったのか、身体的変化や薬物の開始・増量はあったかを短期間に丁寧に把握し、症状の鎮静を検討する前に要因への介入を早期に開始します。例えば点滴は過不足なくする、痛みが予測される場合には、認知症の人から発信されるサインを「痛みがあるのではないか」と予測した治療を多職種で検討するなど、身体的な治療による侵襲を最小限にします。日常生活を継続できるように多職種で検討することも重要です。

②身体管理・安全・心地よさのケアを同時に行う

認知症の人がせん妄を発症したときには、周囲の状況を理解することが困難になります。安全な環境を提供することはもちろんのこと、せん妄では多くの場合、睡眠障害が起こり、休息が確保されずに体力が消耗し、症状が遷延化してしまいます。また、睡眠導入剤などによる持ち越しや日中無理に起こしておくことは苦痛になり、せん妄を悪化させてしまいます。そのため、「寝ないこと」だけに目を向けず、身体状況に合った活動と休息のリズムを整え、起きている時間を心地よくしていくという視点も必要です。せん妄の発症時には、予防ケアの継続と発症の要因に早期から介入し、コンフォートケアも忘れないことが重要になります。

（佐藤典子）

3：「認知機能障害/BPSD（生活障害、ADL障害など）」に対するケアプラン作成のポイント

*7
①認知症緩和ケアにおいては、認知症の人の思い（本人から痛み・苦痛・つらさを聞く）に対処するケアプランを立てます。
②認知機能障害に合わせて痛みや苦痛をアセスメントし、痛み・苦痛への緩和ケアに関するケアプランを立てます。

認知機能障害/BPSDなどの評価や包括アセスメントを活用してケアプランを検討します。ADL障害などの目に見える部分はケアプランにつなげやすいのですが、目に見えない認知機能障害は、他の患者にはない特有の症状だけにケアプランに組み込むことが難しい場合もあります。本人の痛み・苦痛に着目し、身体疾患の治療とも合わせてケアプランを立てます*7。p.84-

表3-4-1 | ケアプラン作成のポイント

	ルート（点滴・バルーン・カテーテル等）を抜去しようとする/抜去する	入院したことがわからない/治療がわからない/ケアを拒否する	「家に帰りたい」と言って、帰ろうとする/やたらに歩き回る
本人の思い	・なぜ、そのようなことをするのか、わからない ・何かわけのわからないことをされる ・縛られている、動けなくされている	ここがどこかわからない （説明しても難聴のために一部、聞こえていない）	・ここでは何をされているのか、よくわからない ・安心できる自分の「家」に戻りたい
中核症状ほか	**記憶障害・見当識障害**：入院や治療について説明されたことを覚えていない **実行機能障害**：ルートに関する痛みや苦痛があっても、看護師など周囲の人にどのように助けを呼んでいいのかわからない **加齢の影響**：難聴のために看護師の説明が一部、聞こえない。視野狭窄のために針や挿入部しか見えない **ルート（点滴・バルーン・カテーテル等）の痛み・苦痛・つらさ**：点滴が漏れている、点滴針が血管壁に当たって痛みがある。点滴針が移動することから痛み・苦痛が生じる場合がある	**記憶障害**：忘れてしまう **見当識障害**：どこにいるのかわからない	**記憶障害**：治療のために入院したことを忘れてしまう。今、何をされているのかわからない **見当識障害**：どこにいるのかわからない
ケアプラン作成のポイント	・点滴が適切に挿入されているか、点滴漏れや装着部位のかゆみなど皮膚の異常がないかを確認する ・バルーンカテーテルが入っていてもトイレに行きたいと訴える：バルーンカテーテルが膀胱壁に当たり尿意を感じる、バルーンカテーテル等が引っ張られたりしてうまく固定されていない、バルーンカテーテルの固定水が多くて尿意を感じる ・尿意を感じても、ナースコールを押すことができない ・トイレに行こうとするとルートで引っ張られるが、どうしていいのかわからない：トイレなどの排泄時間を予測して事前にトイレ介助を行う ・ポータブルトイレが使用できる認知症の人は、小照明を付けて夜間でも使用しやすくする ・目に付かないよう、点滴・バルーンカテーテル等は直接触れないようにしたり、視野の外に置く	・安心できる場であり、信頼できる看護師がいることなどを示す。まず認知症の人の不安や苦痛などの訴えを聞いて、感情を共有することに努める。安心できるようなタッチを行うことで、非言語的なコミュニケーションを促進させる ・入院したことや理由などをわかりやすく説明する。本人がわかる言葉で紙に書いておき、スタッフ全員で統一した内容で、繰り返し同じように説明する（図3-4-3）	・一緒に歩きながら、本人の気持ちを引き出す。病気で入院したことを認識してもらうために入院したことや理由などをわかりやすく説明する ・安心できるスタッフがいることや安心できる場所であることを認識してもらうために丁寧なコミュニケーションをとる ・スタッフ間で説明を統一する

排泄（尿失禁・便失禁）のトラブル/排泄場所がわからない	怒りっぽい/感情がコントロールできない	お金や大事な物が「なくなった/盗られた」と言う	動き回る・眠れない	何度も同じことを聞く
・トイレの場所がわからない ・ズボンを下げることができない ・尿意・便意がわからない ・排泄時に痛みやかゆみがある ・排泄を失敗することの痛み・苦痛・つらさがある	・難聴のため大きな声で対応されると、怒鳴られたような気持ちになる ・自分の気持ちをきちんと受け止めてもらえない ・子どものような話し方で扱われた	・他人から「理解できない人」と思われ、疎外されている ・不安 ・物がどこにあるかわからず、つらく寂しい。いつも大切なものがなくなってしまう ・自尊心の低下などによる不安・孤独感など ・お金や物と同じくらい、その人が「大切なもの」を失うことによる恐怖や不安感	・夜間の身体のかゆみやオムツ内失禁の不快感、苦痛がある ・騒音や明るさがあり、眠れない ・日中に寝ていることが多く、夜間入眠できない ・気になることがある	・何をすればよいかわからない ・物事に対するこだわりが強い
—	感情のコントロールが苦手で怒り出す認知症の人も多く、対応を考える必要がある	—	—	・記憶障害などのために、ここがどこかわからない ・不安や苦痛を感じていたり、居場所がないと感じていたりする
・尿意・便意はあるか：排泄のサインや排泄のパターンからトイレに誘導する ・トイレの場所が認識できない：トイレの場所が認識できるように目印やマーク（色テープなど）を付けてわかりやすく示す ・着脱が困難：着脱動作をしやすいような衣服を使用する ・移乗動作が困難：ベッドからの立ち上がりのP字柵や手すりを付けて安全に動けるようにする。移動・移乗動作が安全に行うことができるようにリハビリテーション訓練を行う ・トイレ動作に関する手順がわからない：できるだけ自宅でのトイレ動作ができるような便器や環境で排泄介助を行う。トイレ動作が慣れるように行動を確認したり、一部介助を行う ・オムツを外す、便を触る：不快感から触ることが多いので、できるだけ早く排泄物を取り除く	・治療中の身体疾患、合併症、便秘などの痛み・苦痛・つらさなど、それぞれに治療やケアなどで対応する ・混乱やせん妄などの可能性をアセスメントする ・難聴に応じた対応や個人の背景に合った言葉使いや話題などのコミュニケーションを工夫する ・入院生活の苦痛に関して労いの言葉をかけたり、感謝の言葉を伝える。看護師であることを伝える	・不安や孤独な気持ちを聴いたり、共感するようにコミュニケーションをはかる ・ケアや処置の際には必ず労いやお礼、感謝の言葉を伝える。できないことを指摘したりせず、失敗経験を減らす。記憶の保持を補うためのメモや掲示物などを工夫する ・得意なことやできることを実施してもらい、役割を獲得して自尊感情を維持・向上させる ・大切なものをしまうときに位置を決めておいたり、看護師と一緒に確認したりする	・入院前の睡眠パターンを把握して、活動と休息を調整する ・日中、メガネや補聴器などを使用して、視覚・聴覚からの刺激を調整し、活動できるようにする ・夜間睡眠できるように静かな環境を整える ・認知症の人のニーズを引き出す	・不安や孤独に対してその都度、説明したり、見ればわかるように紙に書いたり、掲示しておく ・本人の不安を聴いたり、苦痛な状況に共感する

| 表面 | 裏面 |

表面：
1. 肺炎で入院しました。
2. ここは○○病院です。
3. 酸素（さんそ）をしています。
4. 点滴（てんてき）をしています。

裏面：
Aさんが安心できるように笑顔でアイコンタクトしてください。
ゆっくりお話しすると理解してくださいます。
理解できないご様子の場合には、再度ゆっくりお話ししてください。
1. 「肺炎で入院しました」
2. 「ここは○○病院です」
3. （鏡で確認しながら）「酸素をしています」
4. （点滴の挿入部を優しくなでながら）「点滴をしています」
「突然の入院でびっくりしましたね」「治療していますから安心してください」とねぎらいのことばをかけてください。

本人がわかる言葉で紙に書くなど、入院したことや理由などをわかりやすく説明する。スタッフ全員で内容・方法を統一し繰り返し同じように説明する。

図3-4-3｜伝言ボードの例

85の表3-4-1にケアプラン作成のポイントを挙げました。

認知機能障害では、主に次のような点に気をつけます。

記憶障害・見当識障害：入院したことや治療中であることが認識できない、理解できないため、本人の胸に落ちる言葉や意識できる方法を検討する（図3-4-3）。

実行機能障害：行動や動作を促せばできるようになる。

注意力障害：周囲の環境に気を取られて、障害物などがわからず転倒しやすい。

ケアプランには、痛み・苦痛・かゆみ等を言語的に訴えられない本人の訴えのアセスメントも入れます。その際は、次のような点に気をつけます。

- その人の普段からの様子（ベースライン）を知る
- 自分から訴えることができないことが多いため、表情や行動などを丁寧にアセスメントしていく。普段の様子と異なる「何か変だ」と思う状況をアセスメントした場合、併存疾患や合併症など、フィジカルアセスメントにつなげていく必要がある
- 身体症状が悪化してから発見されることが多い

参考文献
・岡本一枝：第3章6 認知症と間違われやすい疾患・病態の特徴とアセスメント，黒川由紀子編集，認知症の心理アセスメント はじめの一歩，医学書院，p.109-111，2018.
・小川朝生：DELTAプログラムによるせん妄対策，医学書院，2019.
・小川朝生：自信が持てる！せん妄診療はじめの一歩 誰も教えてくれなかった対応と処方のコツ，羊土社，2014.
・和田奈美子：第6章 苦痛の緩和の実際，平原佐斗司，桑田美代子編集，認知症の緩和ケア，南山堂，p.121-128，2019.
・原沢のぞみ：第2章-3 認知症の人と家族との対話の手がかり，長江弘子監修，認知症plus意思表明支援，日本看護協会出版会，p.31-38，2021.
・北川公子：Ⅶ認知症ケアにおけるコミュニケーション，中島紀恵子編集，新版 認知症の人々の看護，医歯薬出版，p.96-109，2013.
・大庭輝、佐藤眞一：第2章 認知症の人の苦しみを考察する，第3章 認知症の人のコミュニケーション，認知症plusコミュニケーション，日本看護協会出版会，p.20-97，2021.
・北川公子：第Ⅴ部-3日常生活機能のアセスメントケア，日本看護協会編集，認知症ケアガイドブック，照林社，p.126-130，2016.
・鈴木みずえ，金盛琢也編集：アセスメントフローで学ぶ パーソン・センタード・ケアに基づく急性期病院の高齢者看護，日本看護協会出版会，2021.
・鈴木みずえ，内門大丈監修：3ステップ式 パーソン・センタード・ケアでよくわかる 認知症看護のきほん，池田書店，2019.

（鈴木みずえ）

「私ができることはもうない」と苦悩する妻へのケア

病院から介護医療院へ転院したAさんの経過と妻の思い

Aさん（60代後半／男性）は4年前に若年性アルツハイマー型認知症と診断され、外来通院中に下咽頭がんを発症。受診時にはすでに頸部リンパ節転移もあり、腫瘍の急激な増大に伴い緊急的に気管切開し気管カニューレを挿入。医学的には進行が速く、腫瘍と転移の状態から、手術による切除は不可能であり、化学療法や放射線治療を行っても根治困難で、予後は数カ月だった。家族は妻と2人暮らし、子どもは2人（遠方）。腫瘍を小さくする目的での化学療法と放射線治療後、Aさんと妻の希望で介護医療院への転院方針となった。

妻は、認知症を患い苦悩するAさんを支え、「子どもには迷惑かけたくない、私がしっかりしなくては」と常に付き添い、認知症の進行に合わせた支援を考え、自身の体調よりAさんのケアを優先させながら生活されていました。そのような中で下咽頭がん、予後数カ月と告げられたことは、Aさんともに大きな衝撃であったと思います。

入院中も妻は「私がいないと不安になるから」と毎日付き添いをしていました。しかし、治療後の方針を検討する時期になると、妻が「私が側にいたのにがんを見つけてあげられなかった、私ができることはもうありません」と涙する場面が見られるようになりました。

妻の苦悩に寄り添う

まずは、妻のケアがあったからこそ今まで生活、治療できたことを労い、苦悩する妻の思いを丁寧に、時間をかけて聴いていきました。そして、妻が、自身の存在価値を認めることができるよう、

Aさんが治療選択した際に語っていた妻に対する思いや意思決定のプロセスをともに振り返りました。Aさんは、図や文字で表現することで状況の理解は可能で、ジェスチャーや筆談で会話し、「少しでも長く生きて妻と一緒にいたいから、治療を受けたい」と意向を示されていました。エンジニアとして企業に勤め、長期の海外赴任など仕事中心の生活で妻に苦労をかけたことから、残された時間は妻とともに過ごしたいとも言われていました。このことから妻は最期まで一緒にいる覚悟が持てたというものの、何ができるかが見出せずにいました。妻に「一緒に過ごす時間をどんな時間にしたいか」と問いかけると、本人の苦しむ姿を見るのはつらく子どもたちには見せたくないこと、一緒に話して笑って本人が穏やかに過ごせることを望まれました。

ケアを地域へつなぐ

Aさんの医療ケアやコミュニケーション方法の引き継ぎはもちろんのこと、Aさんと家族が心安らぎ穏やかに過ごせることを目標としたケアが家族主体でどのように実践できるか、転院前に施設職員に訪問いただき、実際のケア内容も含めて共有しました。施設側はAさんの比較的落ち着いている時間帯を面会時間に調整し、調子がよいときは家族との外出についての提案もありました。

転院後2カ月でAさんは永眠されましたが、妻はほぼ毎日面会され、1度だけですが外出もでき、昔話や、好きなビール・餃子を口に含み笑顔で過ごすことができたそうです。「こんなに早く逝ってしまうとは考えてもいなかったけど、子どもたちにも会え、側にいてあげることができました」と妻が報告に来てくださいました。　（宗像倫子）

第4章

病院で展開する
認知症の人を支える緩和ケア

1 病院における緩和ケアの特徴

日本においても、緩和ケアに対する理解は深まりつつある一方、依然として「緩和ケアは終末期患者の看取りのケア」をイメージする人も多くいます。がん医療を中心に、緩和ケアは診断・治療の段階の、より早期から治療と併せて提供されることが重要であることが強調されてきました。加えて、緩和ケアの考え方は、がんの診療だけにとどまらず、ほかの高齢者の疾患にも拡大していく流れも生じることで、その概念が拡張してきました。

病院[*1]における緩和ケアの展開

緩和ケアは、1960年代の英国において、近代ホスピスの開設から始まります。日本では、ホスピスというと施設ケアが中心に紹介されますので、緩和ケアは施設ケアのイメージが持たれがちです。しかし、実際には、ホスピス開設から数年の後に、施設ケアの限界から、緩和ケアは地域ケアへ展開しました。特に、少ない人数で効率的に地域にケアを提供する必要があることから、多職種チーム[*2]が形づくられるようになります。その後、緩和ケアチームが地域ケアにスムーズに患者を導入するために、急性期病院での（在宅医療の）窓口として連携するようになっていきました。

「緩和ケア」という言葉は、1975年にカナダのモントリオールにおいて、病院内の病棟型ホスピスを設立する際に初めて使われた言葉です。英国のホスピスで提供されるケアを示し、かつ否定的なイメージの少ない言葉として用いられました。その後、緩和ケアという言葉は、在宅ケアをはじめ、病院内のコンサルテーションの場にも広まりました。

日本における緩和ケアの展開

日本では、1970年代にホスピスの考え方が紹介され、ホスピスが開設さ

[*1]
本章では、特に一般病院における緩和ケアについて考えていきます。

[*2]
医師、看護師、薬剤師、医療ソーシャルワーカー（MSW）等から構成される多職種チーム。

れました。しかし、ホスピスは施設ケアとして広まる一方、在宅をベースに地域でホスピス・ケアを提供する考えは広まりませんでした。これは当時、在宅死亡率が急激に減少している時期とも重なっており、在宅で医療を提供する流れが弱かったことが関連すると考えられます。結果として、緩和ケアチームの概念が導入されるのは遅れて1990年代となりました。

　1990年に診療報酬に「緩和ケア病棟入院料」が認められ、医療保険による財政的な基盤ができたことから、それ以降、緩和ケア病棟が全国に急速に広がりました。

　病院では、2002年に「緩和ケア診療加算」が診療報酬で認められ、病院内の緩和ケアチームという形で導入されるようになりました。2007年には「がん対策基本法」が施行され、がん対策のマスタープランである「がん対策推進基本計画」において、全国のがん診療連携拠点病院において緩和ケアチームを設置することが義務づけられ、同時にがん医療に携わる医師を対象に緩和ケアに関する研修が開催されることで、大きく転換することになりました。

　在宅領域に関しては、2016年に、「在宅緩和ケア充実診療所・病院加算」が認められるに至っています。

基本的な緩和ケアと専門的な緩和ケア

　緩和ケアの中でもケアの種類に応じていくつかに分けることができます。日本では、これまで緩和ケアはホスピスや緩和ケア病棟で提供される特別なケアという考え方が一般的でした。しかし、緩和ケアチーム等の活動が医療保険で認められるようになり、どの場所でも提供されるべきケアという理解が広まりつつあります。

　緩和ケアは国際的に「基本的な緩和ケア」と「専門的な緩和ケア」の2つのレベルに分けて検討されています。

基本的な緩和ケア：疾患を問わず、すべての医療従事者が患者をケアする上で、誰にとっても役立つものを指す。慢性疾患のみならず、急性疾患の場合でも適応可能な内容。基本的な緩和ケアの重要な要素には、痛みや苦痛に対する症状を管理する技術やコミュニケーションに関する技術、多職種でのアプローチ、地域の医療資源を利用する知識などがある。

専門的な緩和ケア：基本的な緩和ケアでは対処が難しい症例に対して、専門的な知識や技術をもって実践する能力。一般には、より高度な症状を緩和する技術に加えて、疾病の軌跡を踏まえた包括的なマネジメントを提供する能力、などが挙げられる。

病院における緩和ケア[*3]

　がんをはじめ、さまざまな疾病の治療を行う一般病院においては、治療と並行して緩和ケアを提供することが重要です。一般病院において提供する緩和ケアの主たる内容には以下の項目が含まれます。

1. 患者と家族の心情に配慮をした意思決定支援

　治療方針を選択する上で自己決定権を尊重すること、療養で本人の意向を最大限汲み取るために、患者と家族の希望に応じて、本人の認知能力に配慮をしたわかりやすい情報提供を行います。その際には、治療内容と本人の意向や価値観にズレが生じないようにすることが重要です。治療内容の説明にとどまらず、その治療方針を進めた際の、その後の療養生活の見通しを説明することが望まれます。

　情報提供に際しては、本人の意思決定能力を踏まえ、認知能力に応じたわかりやすい説明を行うとともに、紙に書いて本人が確認できるようにすることも重要です。治療や生活に関する悩みについても医師や看護師、医療ソーシャルワーカー等が相談・対応することなども、併せて情報提供します。

2. 苦痛に関するスクリーニングを行う

　診療やケアを提供するにあたり、痛みをはじめとした身体症状、精神症状、社会的問題に関する包括的な評価を行います。これらの評価は、治療の開始や変更の際に繰り返し行い、その都度記録に残します。特に認知症においては、本人が苦痛を適切に伝えられないことを踏まえ、医師や看護師等が本人の申告の有無にかかわらず、観察にも注意を払い、何らかの変化がある場合には積極的にアセスメントに踏み込むことが必要です。

　これらの対応の結果は、今後の個別のケアを提供する上で重要な情報になります。一般病院では、入院や退院の際に、ケア提供者が全面的に交代することから、これらの包括的な情報が、次のケアの提供者にもつなげていけるようにすることが重要です。

3. 基本的な緩和ケアの提供

　痛みや呼吸困難、倦怠感などの症状緩和を行います。病院では複数の医療者、多職種がかかわることから、院内マニュアルを整備し、どのような場面でも提供できるようにすることが重要です。

　身体症状に関して、特に痛みなどでは客観的な症状評価についても、医療者は慣れることが重要です。

精神症状に関しては、認知症の人は身体的な問題から容易にせん妄を併発します。急に認知機能が低下した場合には、単に認知症の悪化とみるのではなく、せん妄が重畳したことを疑い、その原因検索を積極的に進めます。

特に注意を払いたい点は、認知症の人は、認知症がある程度進行した段階でも、自らの疾患に対して違和感を認識し、苦痛を感じている点です。その苦痛に対応した精神心理的支援が求められます。

4. 専門的な緩和ケアへのアクセスを確保する

患者・家族の抱える苦痛が適切に拾い上げられ、専門的な支援が提供されるためには、苦痛への対応方法が、院内の医療者に共通に認識されることが重要です。一般病院の場で専門的な緩和ケアを提供する仕組みに緩和ケアチームがあります。緩和ケアチームは、それぞれの職種の専門性を活かし、複雑な課題に対して包括的なアセスメントとケアを提供することを役割としています。

認知症の人への支援の場合、一般病院では緩和ケアチームのほかに、認知症ケアチーム、精神科コンサルテーションチーム等があります。専門的ケアにつなぐ上で、医師からだけではなく、看護師や薬剤師、医療ソーシャルワーカー等、他の職種からも紹介できる体制が望まれます。

5. 相談支援の窓口を確保する

患者・家族の相談の最初のハードルは、相談しようにもどのように相談をすればよいのかわからない、という点です。病院の中に、「とりあえずここに行けばつないでもらえる」というワンストップの対応窓口を確保します。

6. 切れ目のない地域連携体制を構築する

認知症の人の身体治療での課題は、入院・退院でケアの断絶が生じることです。特に退院支援においては再入院を防ぐことが最大の課題です。そのためにも、地域連携の充実をはかり、院内のケアの提供者と地域の提供者の顔がつながることが重要です。退院時には治療内容を報告するだけではなく、個別のケアの提供状況や今後の経過に関する患者・家族の認識を伝え、起こりうる事態とその場合の対処に関してあらかじめ確認します。

7. 地域包括ケア病棟の活用

急性期を経過し、症状が安定した患者では、在宅や介護施設等在宅への移行に向けた支援として地域包括ケア病棟を活用することができます。

（小川朝生）

2 痛みのアセスメントと コントロール

「痛み」を取り上げる意味

　私たちは皆、強い痛みに対して恐怖心を持ちます。恐怖心は、パニックなどの心理的な反応や苦痛などの原始的な反応を引き起こします。痛みと恐怖を感じた場合に、私たちはそれを言葉や表情、仕草で表します。それは、認知症の人においても同様です。

　しかし、認知症の人は、私たちと同じように痛みを感じ、恐怖心を持つ一方、その体験を、言葉を使って他の人に表現して伝えたり、自分自身で何らかの対応を取ったりすることが難しくなります。そのために、私たちは、認知症の人の痛みに気づき、本人が上手く対処できる力を引き出す活動が重要になります。

痛みとは

＊1
IASP国際疼痛学会：Pain 2020（日本疼痛学会訳、2020）

　痛みとは、「実際の組織損傷もしくは組織損傷が起こりうる状態に付随する、あるいはそれに似た、感覚かつ情動の不快な体験[1]」と定義されています。重要なことは、次のとおりです。

- 痛みとは、身体への侵襲とは異なる概念であり情動を伴う。単に痛みを感じる神経が活動するから痛みがあるかどうかを推測することはできない
- 痛みは常に個人的な体験である。そのため痛みを感じている人だけが、痛みがどのようなものであるのか、その強さや場所、性質についてわかっている。それゆえ、痛みを経験している人の訴えは尊重されなければならない

表4-2-1 | 痛みの分類

部位	表在体性痛	皮膚から生じる、鋭い、焼けるような痛み。持続時間は短く場所も明瞭なことが多い。オピオイドやNSAIDs、体性神経ブロックで対応する
	深部体性痛	刺激よりも広範囲に広がる。筋肉や骨、関節から生じる。刺激の後に痛みが出てくるまでに時間がかかり、消失もゆっくりである。しばしば不快感や悪心を引き起こし、自律神経症状（頻脈や蒼白、発汗など）を伴う。オピオイドやNSAIDs、体性神経ブロックで対応する
	内臓痛	内臓から生じ、不快や悪心が強く、自律神経症状を伴う。実質臓器からの内臓痛はオピオイドやNSAIDsで対応する。管腔臓器では疝痛（短時間で痛みが増悪・軽減するパターンを持つ）が特徴的で、抗コリン薬のような鎮痙薬で治療する
時間	急性痛	明らかな原因を持ち、その原因と因果関係を持って出現する。通常は鎮痛薬に反応する
	慢性痛	きっかけとなる原因が思い出せないことも多い。持続し、もはや保護的にはたらかずに不適応に向く。鎮痛薬への反応が悪い

1. 痛みの原因

　私たちの身体は、大きく体性組織（皮膚や筋肉、関節）と内臓とに分かれ、それぞれの侵害受容が異なっています。そのため、痛みの感じ方や治療も分かれてきます（表4-2-1）。

2. 高齢者における痛み

　高齢者が痛みを持つ割合は、若年者に比べて高く、女性の3分の1、男性の5分の1が1カ月のうちに1週間以上痛みを感じているほどです。一般に高齢者では関節炎など整形外科的な問題での痛みの割合が高くなります。

　高齢者は痛みの閾値が一般的に高く、痛みを感じるまでにはより長い時間がかかるか、痛みがより強くなる必要があります。しかし、いったん閾値を越えると、強い痛みには耐えられなくなります。

認知症の人の痛み

　認知症の人も、他の高齢者と同様に痛みを持ちますが、①コミュニケーションが難しくなり、うまく伝えられないことと、②痛みは体験として学ぶことで概念化されますが、体験が活かされにくく概念として把握されにくくなることから見逃されやすくなります（表4-2-2、4-2-3）。

表4-2-2 | 認知症の人の主な痛み

・関節炎（主に変形性）		・腰痛
・褥瘡	・関節拘縮	・便秘
・筋の攣縮		

表4-2-3 | 痛みの体験への認知症の影響

侵害の受容	血管性認知症では梗塞の生じる部位により神経障害性疼痛を引き起こすきっかけとなる
認知への影響	情動と記憶に関する部位に障害が生じると痛みの体験を認知し、認識や行動を変化させることが困難になる
痛みの表現	認知症が進行するに従い、痛みの言語化は減るが、行動変化は変わらない

1. 認知症の人の痛みの要因

　一般に認知症の人は高齢者が多いことから、骨軟部系の変性や体動と関連する痛みを伴うことが多くなります。そのため、身体疾患の治療中においては、原疾患や治療に伴う痛みの評価と併せて、移動や生活動作に伴う痛み（随伴痛）を意識して、評価と対応を行う必要があります。

2. 認知症の痛みはどの程度対応されているのか

　一般病院では、身体疾患の治療や処置に痛みを伴うことが多くあります。しかし、認知症の人は痛みをうまく伝えることができない場合があり、医療者が痛みに気づかず見逃されがちであること、副作用への懸念から、医師が鎮痛薬の使用を控えがちであることが指摘されています。海外においては、認知症の人は、認知症のない人と比較して、NSAIDsやアセトアミノフェン、オピオイドの投与量が少ないことが示されています。日本においても、高齢者の肺がんに対する開胸手術、大腸がんに対する開腹手術での術後痛に対するオピオイドの投与期間が14〜20％短いとの報告があります。

3. 痛みのマネジメント

　普段の生活に支障を来す痛みには、対応する必要があります。特に、入院中の場合であれば、他の痛みの管理と同様、痛みにより睡眠が中断されないことを最初の目標として疼痛のマネジメントを進めます。使用する主な薬剤は表4-2-4の通りです。

　痛みに関連した症状は、身体的な苦痛と精神的な苦痛の両方から引き起こされます。苦痛の徴候には、複数の原因があることが一般的です。原因は1つであると決めつけないことが重要です。

　症状はその程度と頻度を継続して評価していきます。例えば「安静時」「動作時（どのような動作でどの程度の症状が出るのか）」「症状が改善するまでに必要な時間」などを記録していきます。このような症状評価を行う上で重要なことは、継続して続けることです[*2]。ポイントを以下にまとめます。

- 客観的に評価可能な症状について、頻度やパターン、誘発する因子、改善させる因子をできる限り記録する

*2
シフトの交代時に申し送られない場合など、記録が途絶えることがしばしばあります。

表4-2-4 | 痛みに対して用いる主要な薬剤

非オピオイド	
アセトアミノフェン	・頻用される ・抗炎症作用はない
NSAIDs	・鎮痛作用のほかに抗炎症作用ももつ ・60歳以上で消化性潰瘍の発生リスクが5〜6倍に増加する ・慢性的な使用により腎不全のリスクが増加する。特に心不全や利尿薬の使用、嘔吐、下痢など循環血液量の減少するときにリスクが高い
弱オピオイド	
トラマドール	・活性代謝物がより強い鎮痛作用をもつ ・薬剤相互作用の影響を受けやすい ・せん妄のリスクがあるため開始時や増量時にはせん妄が生じていないかを確認することが重要
強オピオイド	強オピオイドは天井効果のない鎮痛薬。アセトアミノフェン、NSAIDsと併せてさまざまな場面での鎮痛に用いる。一部の薬剤で、保険適用ががん疼痛に限定されている薬剤もある。適応を確認しながら用いる。
モルヒネ	・代表的なオピオイド ・適切に使用すれば安全な薬剤であるが、腎不全においては代謝産物が蓄積し、毒性が急速に出現することがある
オキシコドン	・モルヒネと並んで使用される ・CYP450により代謝されるため、肝機能障害の場合、モルヒネより毒性が生じやすい
フェンタニル	・術後鎮痛でよく用いられる ・貼付剤があるが、高齢者の場合、半減期が延びがちであるため注意が必要

- 不快感と関連した行動や発言は可能な限り記録する
- 状態が落ち着いていたころと比べて、行動がどのように変化したのかを比較する
- できる限り多くの人から情報を収集し、照らし合わせ、誰が患者のことを一番よく知り、世話を最もよくしているのかに注目する

一方で、観察による評価の限界も押さえておくことが重要です。

- 内臓痛など外には現れない症状では、推測に頼らざるを得ない場合もある。できれば、症状が出ているときに、直接患者に尋ねることが重要。難しい場合には、積極的に複数の人で観察し、相互に参照する
- 家族による報告については注意深く解釈する必要がある。一般に、親族の報告は、症状を過大に評価する一方、身体的な問題を過小評価する傾向がある

マネジメントの上で注意する点

1. 随伴痛

随伴痛とは、痛みが引き起こされることが予想される動きに伴う痛みを指します。例えば、膝の関節炎がある状況で歩行する場合や、創傷部位の洗浄、

＊3
創傷部位の処置であれば、実施する15〜20分前に少量のオピオイドを経口あるいは皮下投与で対応することが可能です。

ガーゼを交換したりする場合の痛みも含まれます。多くの随伴痛は安静時痛との差が大きく、しかも急激に生じます。一般的には、定期投与の薬剤だけでは対応は困難です。一方で、痛みが生じることが予想できますので、予防的に投与することで対処できます＊3。

2. 筋攣縮

不全麻痺のある場合など、骨格筋が攣縮している場合に生じます。一般的な鎮痛薬やオピオイドへの反応が乏しい痛みです。攣縮した筋肉は可動域を丁寧に動かすことにより不快感が軽減することがあります。また、バクロフェンや少量のベンゾジアゼピン系薬剤などの筋弛緩薬を用いることで改善する可能性があります。

参考文献
・ Sampson E L., Gould V., Lee D., Blanchard M. R. : Differences in care received by patients with and without dementia who died during acute hospital admission : a retrospective case note study, Age and Ageing, 35 (2), p.187-189, 2006.
・ van der Steen J. T., Radbruch L., Hertogh C. M., de Boer M. E. et al. : White paper defining optimal palliative care in older people with dementia : A Delphi study and recommendations from the European Association for Palliative Care, Palliative Medicine, p.197-209, 2013.
・ Zwakhalen S. M., Hamers J. P., Berger M. P. : The psychometric quality and clinical usefulness of three pain assessment tools for elderly people with dementia, Pain, 126 (1-3), p.210-220, 2006.

（小川朝生）

認知症の人に生じやすい身体的・精神的痛み

身体的痛み
――摂食・嚥下障害、排泄障害・尿路感染症、外傷性創傷（スキンテア）

1. 摂食・嚥下障害

　摂食・嚥下に障害がある人は、「食べることでのリスク」と「食べないことでのリスク」の両者があると言われています[1]。「食べることでのリスク」は、誤嚥、窒息、呼吸への負荷などです。「食べないことでのリスク」は、生きる喜びを失うこと、栄養低下、脱水などです。また、摂食・嚥下障害は認知症の人の家族にも影響を与えます。「食べることでのリスク」には家族による介護を難しくし、「食べないことでのリスク」では、家族にも無力感を与える可能性があります。

　一般に脳血管性認知症の人の場合、偽性球麻痺があると嚥下障害に注意が必要です。嚥下障害は誤嚥性肺炎にもつながり、全身状態の悪化を早めるリスクもあるため、各専門職がチームで協働することが重要です。認知症の人の機能や状態に応じた食形態や食事姿勢、1回の量や嚥下法の指導が必要となります[2]。

　口腔の激しい乾燥は口腔内に痛みを生じさせ、さらには咀嚼や嚥下、義歯の装着などが困難となるため、口腔清掃と保湿などの口腔ケアは重要です[3]。う蝕、歯周病、不適合な義歯も口腔内に痛みを生じさせます。そのため、日々の口腔ケアのほかに歯科医による定期的なチェックが重要です。

2. 排泄障害・尿路感染症

　過活動膀胱や失禁、便秘といった排泄障害は、高齢者になるとその頻度が高くなります。そこに認知症による影響が加わります。表4-3-1は認知症の原因となる神経障害が、下部尿路・下部消化管に与える影響を疾患別にまとめたものです[5]。このほかに、薬剤（例：抗不安薬等の副作用）から排泄障害が起こる場合もあります。

表4-3-1 │ 3大認知症の排泄障害の特徴[4]

認知症の種類	下部尿路障害	下部消化管症状	排泄動作の障害
アルツハイマー型認知症	過活動膀胱が出現するが若年性アルツハイマーでは目立たない	通過遅延型で排便回数減少型の便秘が多い 薬剤の副作用から起こることもある	運動障害は重度になるまで出現しないので比較的、排泄動作は保持できる。記憶障害でトイレ動作ができないことはある
レビー小体型認知症	過活動膀胱が出現することが多い	胃排出機能の低下、大腸通過時間の延長、レビー小体型の便秘と呼ばれる症状が脳よりも腸管に先行する	パーキンソン症状の出現のため、歩行、バランスが悪く転倒の危険がある 振戦によって衣服の着脱などができにくくなる
脳血管性認知症	障害された部位と時期とで異なる。発作直後は麻痺のため低活動膀胱となるが慢性期になると過活動膀胱となる。前頭葉皮質障害は尿失禁、橋、小脳障害は排尿筋・括約筋協調不全を起こす	嚥下障害がある場合は、食物繊維不足などから起こる二次的な便秘が起こる 通過障害遅延型の便秘が起こる	片麻痺、歩行障害などからトイレまでの移動ができにくいことがある 失認によってトイレ空間を認知できないことがある

（西村かおる：認知症の方と家族のための排泄ケア，月刊ケアマネジメント，32（9），p.19，2021，一部改変）

　排泄障害は「高齢者だからしょうがない」とあきらめるのではなく、その原因をアセスメントし適切なケアにつなげることにより、不眠や不快感、失禁等の排尿障害に伴う問題を改善できる可能性があります。排泄障害がどのようなメカニズムで起きているかを検討し、対策を立てることが必要です。例えば、不適切な下剤の服用や偏りのある食事による下痢がある場合は、下剤の調整や食事内容の見直しをすることで改善できる可能性があります[6]。

　経腸栄養を受けている認知症の人の腹痛の多くは腸蠕動が亢進することによって起こりますが、下痢を伴う場合は、注入速度を遅くすることで多くの場合軽快します[7]。

　高齢者でよく見られる呼吸器感染や皮膚感染等の兆候がなく、発熱、頻尿や残尿感などの膀胱刺激症状、尿の混濁や血尿などの尿性状の変化などがある場合には、尿路感染症を疑います[8]。しかし認知症の人の場合は、訴えることができない場合もあります。また高齢者の場合は、膀胱刺激症状や発熱などの典型的な症状よりも、全身倦怠感など非定型な症状を呈することが少なくありません。高齢になるほど尿路感染症を起こしやすく、頻度も増加するということを理解し、元気がない、落ち着かないなど普段と違う行動がないか注意することが重要です。

3. 外傷性創傷（スキンテア）

　外傷性創傷（スキンテア）は認知症高齢者に強い痛みや不快を引き起こしやすいものです。テープの剥離時、ベッド柵にぶつかった、転倒等の理由により、上肢や下肢に発生しやすいといわれています[9]。一度生じると大変苦

痛ですし、治癒に時間がかかるため予防が重要です。乾燥した皮膚の保湿、レッグカバーやアームカバーの装着、ぶつけやすい場所の保護（ベッド柵をカバーする等）とともに日々のケア時に注意して援助することが重要です。

精神的痛み──うつ（うつ病）、睡眠障害

1. うつ（うつ病）

　高齢者のうつ（うつ病）は、悲しい、落ち込んでいるといった心理的な訴えは少なく、身体の不調が前面に出る心気的傾向が目立つといわれています[10]。うつと認知症の違いは、物忘れの訴え方や応答から判断できることがあります。うつの人は、「こんなこともわからなくなってしまった」と自分の物忘れを深刻に受け止める傾向があることに対し、認知症の人は物忘れがあることを否定しようとして、はぐらかしたり他人のせいにしたりする傾向があります。しかし、その判別は難しいといわれています。

　一方、うつと認知症は合併しやすいという特徴があります。脳血管性認知症やレビー小体型認知症では高率で合併し、特にレビー小体型認知症では、便秘や立ちくらみといった自律神経失調症の症状と並んでうつが先行することが多く、半数近い症例でうつが合併するといわれています[11]。脳血管性認知症では、うつの合併が10％程度ですが、アパシーは80％と高率に見られます[12]。「ダメな人間だ」といった悲観的な訴えがあり、本人が苦痛ならばうつで、ただ意欲がなくて一日中ボーッとして無感情、無関心、自発性の低下はアパシーです。うつでは、不安や悲哀感、焦燥などの強い苦痛を伴います。この2つは日常生活において観察される状態が似ていることから鑑別が難しいこともあります。

　認知症にうつを合併していると、認知症の進行が速まり、ADLやQOLの低下が進み、在宅ケアも困難となるリスクが高まります。認知症に伴う抑うつ症状に対しては、不安にさせない、不安を取り除くケアが基本となります[13]。うつが急性的に悪化する時期には、運動や人との交流を無理強いせず、精神的な安静を保てるようにします。アルツハイマー型認知症に合併するうつ状態の治療においては、本人のみならず普段一緒に生活している介護者から聴取を行い、セルフネグレクトや希死念慮など重大な抑うつ症状を見逃さず適切に対応することが重要です[14]（図4-3-1）。その後、状態を見ながら、リハビリテーションやデイサービス等の社会的支援を導入していくこととなります。

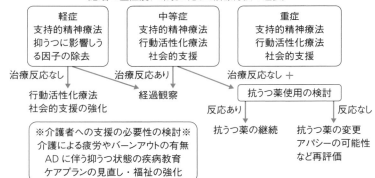

図4-3-1 | アルツハイマー型認知症（AD）に伴う抑うつ状態への対応[15]

（植草朋子，品川俊一郎：うつ病とアルツハイマー型認知症，老年精神医学雑誌，29（3），p.254，2018.）

2. 睡眠障害

　高齢になるにつれ深いノンレム睡眠が減り、浅いレム睡眠が多くなる傾向があります。日中の居眠りや昼寝によって睡眠を補うこともあります。認知症となると加齢に伴う変化だけではなく、症状や環境の変化、薬物による影響などにより、入眠困難、中途覚醒、早朝覚醒、熟眠困難などの睡眠障害が起こりやすくなります。

　認知症の人に睡眠障害がある場合、24時間の睡眠、休息、活動について継続的に記録し、その人が活動と休息のバランスがとれているか確認しましょう。また、睡眠を妨げている要因、例えば痛みや夜間頻尿、幻覚、徘徊等があるかアセスメントしましょう。不眠だからといって睡眠薬が一番の選択肢にはならない可能性があります。午前と午後の短時間の昼寝もそのほかの日中の時間帯を活動的に過ごせるために必要なことがあります。もともとの生活での睡眠パターンも考慮しましょう[16]。

引用文献
1）藤島一郎，柴本勇：動画でわかる　摂食・嚥下障害患者のリスクマネジメント，中山書店，p.16，2009.
2）大森まいこ：今後の課題 在宅療養中のがん患者に対するリハビリテーション診療，特集 緩和ケアとQOL―リハビリテーション医療現場でどうアプローチするか，MEDICAL REHABILITATION，247，p.78-85，2020.
3）下山和弘，岩佐康行：特集 終末期医療の方向性　高齢者の終末期における口腔ケア，Geriatric Medicine，50（12），p.1403-1406，2012.
4）西村かおる：認知症の方と家族のための排泄ケア，月刊ケアマネジメント，32（9），p.19，2021.

5） 前掲書4），p.18-21.
6） 前掲書4），p.18-21.
7） 伊藤彰博，東口高志，特集 摂食嚥下機能障害リハビリテーションABC，栄養管理と経腸栄養，Medical Rehabilitation，212，p.163-168，2017.
8） 内門大丈，認知症患者の日常身体管理－在宅医療の視点から，老年精神医学雑誌，27（4），p.390-398，2016.
9） 紺家千津子他：11施設におけるスキンテアの実態調査，日本創傷・オストミー・失禁管理学会誌，19（1），p.50-60，2015.
10） 服部英幸：老年期うつの特徴と主な治療，コミュニティケア，21（10），p.10-13，2019.
11） 前掲書10），p.10-13.
12） 山口晴保編：認知症の正しい理解と包括的医療・ケアのポイント 第3版，協同医書出版社，p.332-338，2016.
13） 前掲書12），p.332-338.
14） 植草朋子，品川俊一郎：うつ病とアルツハイマー型認知症，老年精神医学雑誌，29（3），p.249-257，2018.
15） 前掲書14），p.254.
16） 中川かおり：状況別：やるべきこと・やってはいけないこと⑤睡眠，ナーシング・トゥデイ，27（1），p.30-33，2012.

（高井ゆかり）

4

❶ 専門職が認知症の人に抱きやすい意識（思い込みなど）と倫理課題

医療における倫理原則
——自律尊重：自立が先行した認知症の専門領域

　医療の分野では、臨床倫理的な問題について、現場（病院が中心）で倫理カンファレンスが開かれたり、またそれを助けるために倫理コンサルテーション活動[*1]がなされたりするようになりました。そこでは、米国のタスキギー事件[*2]を踏まえて出されたベルモント・レポート（1979年）[*3]で基礎づけられた倫理の4原則が使われることが多いと思います。そのルールの1つが、自律の尊重です[*4]。

　医療の分野、そして、認知症に関するケアの分野では、認知症の人の<u>自立</u>には大きな配慮がなされてきましたが、認知症の人の「意思を尊重する」こと、つまり<u>自律</u>を尊重することには鈍かったのです。

法的な背景

1. 自己決定権の尊重（日本国憲法第13条）

　憲法の分野では、国民には、自己決定権があるとされます。日本国憲法第13条[*5]には明確には自己決定権とは記載されていませんが、個人の尊重や、幸福追求の権利などから、憲法上の権利として自己決定権が認められているとするのが、多くの見解です。しかし、この憲法上の権利がしばしば侵害される、その典型例が、エホバの証人の信者である患者への説明義務についての最高裁判所の判決です。自己決定権を尊重するためには、前提として専門職からの説明が必要であることをこの事例は教えてくれます。

> 事例　患者K（68歳・女性）はエホバの証人の信者として、宗教上の信念から、いかなる場合にも輸血を受けることを拒否するという固い意思を有していた。東京大学医科

*1
患者、家族、代理人、医療従事者、他の関係者が、ヘルスケアの中で生じた倫理・価値問題に関する不確実性や対立を解消するのを助ける、個人やグループによるサービス。
"A service provided by an individual or a group to help patients, families, surrogates, healthcare providers, or other involved parties address uncertainty or conflict regarding value-laden issues that emerge in healthcare" (American Society for Bioethics and Humanities)

*2
1972年にアラバマ州タスキギーで発覚した事件。1934～72年にかけて、黒人梅毒患者の男性約600人を対象に米国連邦政府公衆衛生局（PHS）が、治療をするといいながらまったく治療しないまま観察研究した（公的資金を投入した研究／十分な説明と同意がなかった／黒人についての不正義）。
この研究の目的は治療をしないことでどのような経過を示すかの調査（観察研究）であったため、調査中には既にペニシリンの使用が一般化していたにもかかわらず治療を行わなかった（標準治療をしない医学研究）。内部告発を契機に、報道で社会問題化した。

＊3
生物医学・行動科学研究における被験者保護のための国家委員会によって報告されたもので、研究者が被験者に負う倫理的義務として、人格（自律）の尊重（respect for autonomy or person）、善行（仁恵）（beneficence）及び無危害（non-maleficence）と、正義・公平（justice or equality）を示した。

＊4
自律的な人間とは、自分自身の目標について深く考えることができ、その考えに従って行動できる個人、ということである。
自律性を尊重する、ということは、自律的な人間の熟慮した上での意見や選択を尊重し、明らかに他者を害することになるのでない限りは、その人の行動を妨げることを差し控える、ということである。

＊5
すべて国民は、個人として尊重される。生命、自由及び幸福追求に対する国民の権利については、公共の福祉に反しない限り、立法その他の国政の上で、最大の尊重を必要とする。

学研究所附属病院（以下、医科研）では、外科手術を受ける患者がエホバの信者である場合、信者が輸血を受けるのを拒否することを尊重し、できる限り輸血をしないことにするが、輸血以外には救命手段がない事態に至ったときは、患者らの諾否にかかわらず輸血するという方針を採用していた。

　Kは、別の病院で、悪性の肝臓血管腫と診断を受け、1992年8月18日、紹介により医科研に入院し、医師Lらによって、9月16日肝臓の腫瘍を摘出する手術を受けたが、患部の腫瘍を摘出した段階で出血量が約2245mLに達する状態になったので、輸血をしない限り患者を救うことはできない可能性が高いとLらは判断して、予め用意してあった輸血を行った。

最高裁2000年2月29日判決

❶患者が、輸血を受けることは自己の宗教上の信念に反するとして、輸血を伴う医療行為を拒否するとの明確な意思を有している場合、このような意思決定をする権利は、人格権の一内容として尊重されなければならない。

❷医師らとしては、手術の際に輸血以外には救命手段がない事態に生ずる可能性を否定し難いと判断した場合には、患者に対して、医科研としてはそのような事態に至ったときには輸血するとの方針を採っていることを説明して、医科研への入院を継続した上、医師らの下で手術を受けるか否かを患者本人自身の意思決定にゆだねるべきであったと解するのが相当である。

❸本件では、この説明を怠ったことにより、患者が輸血を伴う可能性のあった手術を受けるか否かについて意思決定をする権利を奪ったものといわざるを得ず、この点において、同人がこれによって被った精神的苦痛を慰謝すべき責任を負う。

2. 障害者の権利に関する条約

　障害者の権利に関する条約は、2006年12月13日に国連総会で採択され、2008年5月3日に発効し、これに遅れて日本では2014年2月19日に発効しました。この条約の第12条には、法律の前にひとしく認められる権利として、「障害者の権利、意思及び選好を尊重する」と記載されています。同時に、障害の概念を、「障害が発展する概念であることを認め、また、障害が、機能障害を有する者とこれらの者に対する態度及び環境による障壁との間の相互作用であって、これらの者が他の者との平等を基礎として社会に完全かつ効果的に参加することを妨げるものによって生ずる」としたことから、国としても、条約に基づく義務として、障害者・高齢者・認知症の人の意思決定支援の方策が必要とされたのです。その結果、厚生労働省の老健事業（2015年度〜）が行われ、認知症の人の意思決定支援に関する倫理的・法的な観点からの論点の整理がされました（図4-4-1-1）。

　この12の論点整理が認知症の人の意思決定支援の基礎となりました。

ガイドラインから専門職の陥りやすい思い込みを学ぶ

　前記の厚生労働省老健事業は、2017年事業で「認知症の人の日常生活・

論点1　認知症の人の尊厳は守られるべきではないか。

論点2　認知症の人であることで、その人の意思決定において差別を受けるべきではないのではないか。

論点3　認知症の人は、自己決定をする権利を有し、自己決定をしたことについては、関係者はその決定を尊重するべきではないか。

論点4　認知症の人は、意思決定をする上で必要な情報について説明を受けることが必要であり、医療者等は、医療等を提供するにあたり必要な説明が求められるのではないか。

論点5　説明は、認知症の人が理解できる方法で行われるべきではないか。

論点6　認知症の人の、医療・介護における意思決定支援を考えるにあたっては、法的な意思能力と、意思決定能力という言葉を区別するべきではないか。

論点7　認知症の人に意思決定能力がない、あるいは、相当低下した場合は、認知症の人は保護されるべきではないか

論点8　認知症の人に意思決定能力がないという判断は慎重に行うべきではないか。

論点9　意思決定能力がない、ないし、相当低下している場合でも、認知症の人に説明をして理解を得るように努めるべきではないか。

論点10　認知症の人に意思決定能力がない、ないし相当低下している場合に、家族等に対して説明をすることが考えられるのではないか。

論点11　認知症の人に意思決定能力がない場合に、説明を受けた家族等を交えて、現在の本人の意思を推定していくべきではないか。その際は、認知症の人の過去の意思表示等を十分尊重し、書面による意思表示がある場合は、現在の意思を推定するのに有力な資料となるのではないか。

論点12　認知症の人の意思を推定できる場合も、できない場合も、可能な限り、その人の希望、人格、価値観を踏まえた最善の治療・非治療・ケアを追求することが考えられるのではないか（主観的最善の利益）。

図4-4-1-1｜**倫理的・法的観点による12の論点**[6]

社会生活における意思決定支援のためのガイドライン」をとりまとめ、パブリックコメントを踏まえ、2018年6月にこれが公表されました。

　同ガイドラインは、英国のMCA（the Mental Capacity Act 2005）に沿って、「1. 意思決定能力があることの推定と、2. 本人による意思決定のために実行可能なあらゆる支援、3. 賢明でない判断は意思決定能力の欠如ではない」という基礎的な考え方を中心として、徹底して「認知症本人」の意思決定支援をうたっています。

　このガイドラインには、「ルール」の部分（倫理原則）と、「ヒント」の部分（実践の手引き）が記載されているので、ガイドラインから前者を引用し、専門職が思い込みを抱きやすいところを、指摘してみます[7]。

- 普段から、我々一人一人が自分で意思を形成し、それを表明でき、その意思が尊重され、日常生活・社会生活を決めていくことが重要であることは誰もが認識するところであるが、このことは、認知症の人についても同様である。

- 本ガイドラインでいう意思決定支援とは、認知症の人の意思決定をプロ

*6
認知症の行動・心理症状（BPSD）等に対し、認知症の人の意思決定能力や責任能力を踏まえた対応のあり方に関する調査研究事業報告書。

*7
下線は筆者による。

セスとして支援するもので、通常、そのプロセスは、本人が意思を形成することの支援と、本人が意思を表明することの支援を中心とし、本人が意思を実現するための支援を含む。

● 意思決定支援者は、認知症の人が、一見すると意思決定が困難と思われる場合であっても、意思決定しながら尊厳をもって暮らしていくことの重要性について認識することが必要である。

● 意思決定支援は、本人の意思（意向・選好あるいは好み）の内容を支援者の視点で評価し、支援すべきだと判断した場合にだけ支援するのではなく、まずは、本人の表明した意思・選好、あるいは、その確認が難しい場合には推定意思・選好を確認し、それを尊重することから始まる。

● 本人の示した意思は、それが他者を害する場合や、本人にとって見過ごすことのできない重大な影響が生ずる場合でない限り、尊重される。

　その上で、ACPです。現在ACPが多くの場面で議論・試行錯誤されていますが、これについて正しい概念・定義・実践が共有されているとは思えません。そこで、ガイドラインのいうACPの意味をここで引用しておきます。

> 　本人が自ら意思決定できる早期（認知症の軽度）の段階で、今後、本人の生活がどのようになっていくかの見通しを、本人や家族、関係者で話し合い、今後起こりうることについてあらかじめ決めておくなど、先を見通した意思決定の支援が繰り返し行われることが重要である。

なぜ専門職は思い込みをしやすいかについての試論

　私は法律家であって、ルールを中心に社会を学ぶことに慣れています。しかし、臨床の専門家は、その現場（の具体的な状況）から、考えてしまいます。認知症初期でも「一見すると意思決定が困難」となると、認知症の人に説明し、意思を聴くことをしないで、家族と相談して、あるいは、認知症の人にとってこれが適切だろうと、専門職として配慮することを優先させてしまいます。今一度、私たちがいいと思うことと、認知症の人（それはあなたであり、私）が望むこととは違う概念であることを思い起こし、目の前の認知症の人が何を望むかと考えることから始めてください。

（稲葉一人）

4

❷ 身体拘束につながりやすい 治療・ケアの特徴

高齢化社会を迎えた多くの先進国では、入院患者の多くに認知症が併存しています。急性期医療では、原疾患による痛みや身体的苦痛のほか、処置に伴う痛みなど、患者にとって負担が大きくなりがちです。そのために、認知症があると、行動・心理症状（BPSD）が大半の人に出現します。その上に、せん妄などが重畳することから、転倒対策やルート類の抜去の対策が重なり、身体拘束を行いやすい状況が出現します。

一般病院における身体拘束の考え方

身体拘束は、一般的には、患者の生命の危機と身体的損傷を防ぐために、医療的な配慮がなされた拘束用具を使用して一時的に該当患者の身体を拘束し、その運動を制限することを指します。日本では、医療安全の対策としてなされるものの、身体機能低下を招くことや血栓塞栓症といった致命的な合併症があるなど、その有害事象[*1]も多く指摘されています。一方、身体拘束の転倒・転落予防効果は乏しいとの指摘もあります。

海外では、1980年代に身体拘束の処置に対する批判が続き、その反省から2000年ごろに身体拘束の基準化がなされています。しかし、日本においては、介護領域では厚生労働省「身体拘束ゼロへの手引き」で基準が示されたものの、一般病院でのあり方は議論されませんでした。

このような経過の中で、まず押さえておきたいことは次の通りです。

原則、許されない行為である：身体拘束は原則、違法行為です。「緊急やむを得ない」場合を除き、高齢者虐待に該当します。また、生命や身体を守るために緊急やむを得ず認められる場合があるとしても、違法性を阻却するための相応の理由が必要になります（三原則）[*2]。

弊害が多い：死亡リスクを含め、心身に負担を与える処置であり、やむを得ず実施するとしても、リスクとベネフィットを比較した上でベネフィットが上回ると判断される場合にのみ、必要最小限認められると考えるべきです。

*1 **身体拘束に伴い生じる課題**
- ADL低下、歩行能力の低下、失禁の増加
- 認知機能低下、せん妄悪化
- 死亡リスクの上昇（突然死、静脈血栓・肺塞栓、窒息）
- 合併症リスクの上昇（腸管麻痺、消化管出血、関節変形、褥瘡）
- 心理的苦痛（孤独、心的外傷）
- 入院期間の延長

*2
切迫性、非代替性、一時性

日本における身体拘束の現状

　DPCを導入している937施設、2,355病棟での実施状況を横断で調査しました。23,539名の認知症、認知機能障害が疑われる入院患者のうち10,480名（44.5％）が何らかの身体拘束を受けていました。

　実施している措置のうち、68％は四点柵で、実施した理由の47％は「転倒のリスクがあるから」でした[*3]。また、身体拘束の実施と関連する要因として「年齢（高齢になるほど多い）」「性別（男性）」「診療科（整形外科、リハビリテーション科、脳神経外科）」「精神科コンサルテーションの有無（あるほど実施頻度が低い）」が挙がりました。

　一方、スタッフの配置人数は身体拘束の実施とは関係しませんでした。このことは、従来の「身体拘束をするのは人手が足りないから」という理由と矛盾する結果でした。

＊3　身体拘束の実施状況
①四点柵　68％
②ベルトやテーブルの設置
　28％
③ミトンの使用　25.6％

身体拘束を実施する理由
①転倒のリスク　47％
②点滴抜去のリスク　14％
③点滴抜去の既往　10％
④転倒の既往　6％

身体拘束が実施される現状の背景にあるもの

1. 医学的な問題

❶せん妄（せん妄が認識されていない、せん妄への対応が知られていない）

　まず、せん妄が十分に認識されていない点です。せん妄に伴う興奮が生じると、どうしても目の前の行動への対応に焦点が当たりがちです。本来、検討しなければならないせん妄の原因をどう除去するのか（直接因子や促進因子の除去；痛みの緩和）が忘れられがちです。

❷転倒（一般病院における転倒対策でコンセンサスが得られているものがない）

　転倒対策の目標は転倒をゼロにすることではないのですが、この点について誤解があります。一般病院においては、転倒を減少させる有効策は現在のところ定まっていません。転倒対策の趣旨は、「**転倒があっても外傷や心理的なダメージを最小限にすること**」「**転倒のあとに、再び転倒することへの不安から行動が狭まることによる身体機能・精神機能の低下を招くこと**」にあります。

　そもそも高齢者にとって、転倒は非常に多く認められる事象です。一般に高齢者の4人に1人は、1年間に1度は転倒を経験します。海外では、75歳以上の高齢者のうち、約7％が転倒のために救急外来を受診し、そのうちの40％が入院になります。米国では年間30,000人が転倒に関連して死亡するとの見積もりもあります。その点で、転倒は高齢者にとって重大な症候群であり、単に"転倒しないように気をつける"では済まされないことは確かで

す。

● **転倒を防ぐ**

そこで、転倒を防ぐためになんらかの転倒につながる要因を特定し、除去することが考えられます。

一般病院では、転倒を予防するためにチェックリストをつけることが多いかと思います。このチェックリストは自宅等で転倒が生じる場合のリスクを挙げたものです。一般的な転倒リスクについて確認する上で有用な一方、疾患で入院している状況への対応はしていないことは確認すべき重要な点になります。言い換えますと、一般病院で入院している場面に合わせた転倒予防策はまだ十分に確立していないのです。一般病院ではせん妄が重なるため、自宅とは転倒に関連するリスクが変わるからです（実は、せん妄に対応することが、転倒を予防する1つの重要な対策になります）。

● **一般病院での転倒対策は**

一般病院で、どのような対策が転倒予防に役立つのか、いくつかの検討をまとめたメタ・アナリシスがあります（表4-4-2-1）。

まず確認いただきたいのは、転倒を防ぐ目的で理学療法を単独で追加することの効果は否定的な点です。特に注意したいのは、日常でもよく登場するベッドアラームです。アラームの予防効果は否定的です。どうして効果が出ないのでしょうか。いくつかの可能性が挙げられています。

- そもそもベッドアラームが鳴った時点で出向いてもすでに転倒していることが大半である
- アラームの鳴る頻度が高くなり、医療者のアラーム疲労が生じる
- アラームを設定する目的が不明確になる
- アラームが鳴ることで、高齢者が混乱する

それでは、現段階で最も実効性が高いと考えられる対策は何でしょうか。現段階では、医療者への教育やフィードバックを含む複合的な介入が、一番期待できると考えられています。これは、転倒がどのように生じるのか、注意点や配慮の方法について、医療者に教育を行うとともに、その成果をフィードバックして習熟度を高め、個人の技量だけではなくチームの技術、職場の文化を含めて変えていくアプローチになります。

表4-4-2-1 | 転倒に関するメタ・アナリシスの結果

対策	転倒率	転倒リスク
運動	0.59 （0.26–1.34）	0.36 （0.14-0.93）
ベッドアラーム	0.60 （0.27–1.34）	0.93 （0.38–2.24）
複合的介入	0.80 （0.64–1.01）	0.82 （0.62–1.09）

（Cameron, Cochrane Database CD005465, 2018.）

2. 法的・倫理的な問題

❶過失を責められること（特に訴訟）への恐怖

　医療者が過失をどのように捉えたらよいのか、誤解があります。医療者は、安全への要求が強いことにプレッシャーを感じています。特に2000年前後より医療安全が推進され、医療事故はあってはならないと医療者個人が責められることへの恐怖はより増しています。医療者は、転倒という結果や何かが生じると、すべてが医療者の責任であるとみなされるのではと防衛的に捉えがちです。しかし、決してそのようなことはありません。知っておくべきことは「どのような場合に責任が問われるのか」という点です。実際には、予測や事前の対策など、通常求められる対応がなされなかったという過失が問われていて、そのような対策をした上で生じた事象すべてに責任が問われるものではないという考え方を知ることも重要です。

　法的に責任を問われるのは、何らかの落ち度があり（過失があった）、その結果として転倒などのイベントが起きた場合です。一般的に、その人に課せられた一般的な注意を払わなかった場合に落ち度（過失）が問われます。このような、果たさなければならないレベルのものを「注意義務」と言います。

　一般に、注意義務は、「**結果予見義務**」（そのような危険な結果が発生する恐れがあるかどうかを予見［予測］しなければならないこと）と「**結果回避義務**」（危険な結果が起こるとしたら、その結果が起きないように回避する努力をしなければならないこと）に分けることができます。

　それでは、転倒の場合はどのようになるのでしょうか。入院した人が、転倒のリスクがあるかどうかを調べるかと思います。例えば「転倒のチェックリストをつける」などがこの結果予見義務に相当します。その上で、リスクが高いとしたら、環境整備や見守り等の対策を実施します。これが結果回避義務に相当します。このように、一般的なレベルでの予測を行い、相当する対策を取っていたならば、たとえ転倒したとしても、過失を問われることはないと考えることができます。

❷三原則の判断基準に関する誤解（急性期医療では三原則の判断が知られていない、身体拘束に関する基準があいまい）

　身体拘束ゼロ運動から知られるようになった三原則という言葉が誤解されて解釈されている点があります。

　前述したように、身体拘束は、そもそも実施してはならない違法行為であるのが前提です。「これを満たしたら拘束をしてもよい」というものではありません。あくまでも、他の手段を取ってもどうにもならない場合に、やむを得ず許されるための条件に過ぎない点を確認することが重要です。

参考文献
・Nakanishi M, Okumura Y, Ogawa A. : Physical restraint to patients with dementia in acute physi-
cal care settings : effect of the financial incentive to acute care hospitals, International Psycho-
geriatrics, 30 (7), p.991-1000, 2018.
・Cameron ID, Dyer SM, Panagoda CE, et al. : Interventions for preventing falls in older people in
care facilities and hospitals, Cochrane Database of Systematic Reviews, Sep., 2018 (9).
・厚生労働省「身体拘束ゼロ作戦推進会議」：身体拘束ゼロへの手引き　高齢者ケアに関わるすべての
人に，2001.

（小川朝生）

memo

三原則への誤解

　身体拘束の三原則についての誤解が多いため、簡単にまとめます。急性期医療
においても、三原則が要件として示されていますが、具体的にどのようなことが
満たされれば、緊急やむを得ず実施したとしてもとがめられないのでしょうか。

要件	内容	具体的な検討点
切迫性	行動制限を行わない場合、患者の生命または身体が危険にさらされる可能性が高い（意識障害、説明理解力低下、精神症状に伴う不穏、興奮）	現状評価をしているか 変化の視点があるか （転倒歴、抜去歴では認められない）
非代替性	行動制限以外に患者の安全を確保する方法がない（薬剤の使用、病室内環境の工夫では対処不能、継続的な見守りが困難など）	代替案を検討・実施しているか （せん妄の原因検索・対応ができているかどうか）
一時性	行動制限は一時的であること	病状評価をしているか 解除の見込みを立てているか 解除した状態を記録しているか

　特に重要なこととして、以下の点を確認する必要があります。

切迫性：実際に転倒等の危険が迫っていること。単にリスクが高いというだけで
　　　　は切迫性の要件を満たしてはいないと考えられます。

非代替性：他の取りうる手段を実施していて、他の手段はない状況であること
　　　　　　（例えばせん妄が原因であれば、当然、せん妄の原因を検索し、その除去や対
　　　　　　応をすでにしていること）が条件になります。

一時性：あくまでも一時的であり、リスクが続くからと拘束が延期できるもので
　　　　　　はありません。

③ 身体拘束の原因となる認知症高齢者の行動・心理症状(BPSD)

*1
例：認知症高齢者に点滴治療が行われる際、「点滴チューブを触っていた」というだけで、ミトン型手袋を着けられた結果、さらに不穏となり、向精神薬を投与され、昼夜逆転、興奮行動が起こるなど。

　認知症高齢者の行動・心理症状（以下、BPSD）には認知機能障害（中核症状）が関係しますが、周囲との人間関係やケア不足が原因になることも多くあります[1]。急性期病院におけるケア不足としては、例えば図4-4-3-1のような身体拘束の悪循環*1を引き起こしています[2]。

　生命や治療を優先するがために実施されがちな身体拘束は、救命救急時な

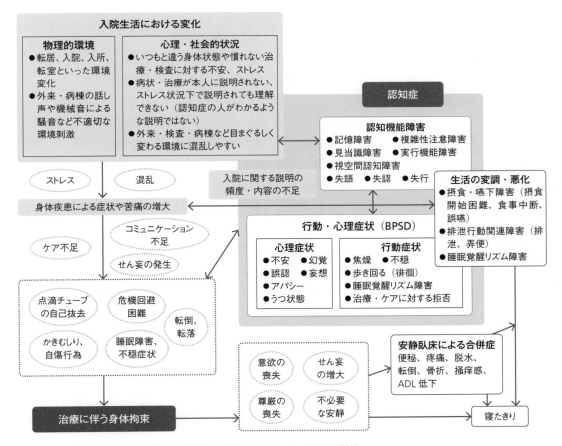

図4-4-3-1 | 入院した認知症高齢者が身体拘束を受けることによって起こる影響

（鈴木みずえ，黒川美千代編集：認知症plus身体拘束予防，日本看護協会出版会，p.13，2020．）

認知症の人は人生で培われた独自の価値観、生活習慣などのある自分の意思をもった人。しかし、実行機能障害やコミュニケーション障害などから自らニーズを満たすことができにくい。

入院による現在の自分の状況の理解や適切な行動がとれないことによる痛み・苦痛からルートなどの自己抜去、興奮、転倒等を起こしやすい。

認知症の人の痛みや苦痛も含めた独自のニーズが満たされて、日常生活が落ち着けば身体拘束の原因となる危険な行動は起こりにくい。

認知症の人の痛みや苦痛に対する治療・ケア、認知機能障害に合わせたわかりやすい言葉を使用したコミュニケーションや環境整備等、その人のニーズを予測して対応することで、身体拘束をしないケアを実現する。

図4-4-3-2｜**認知症の人の身体拘束予防のプロセス**

どは必要性が高いかもしれません。しかし、いったん身体拘束が開始・継続されてしまうと、せん妄や混乱を引き起こしやすく解除の判断がしにくいのが現状です。生命や安全を尊重した結果、人としての尊厳や生きる意欲さえも奪ってしまう危険性を大きくはらんでいると知る必要があります。

認知症の人の身体拘束予防のプロセス

　認知症の人は人生で培われた独自の価値観、生活習慣などのある自分の意思をもった人ですが、実行機能障害やコミュニケーション障害があると、入院による環境の変化や混乱の結果、入院したことや治療・安静の必要性を説明しても、現在の自分の状況が理解できなかったり、適切な行動が取りにくかったりします。また、治療などによる痛み・苦痛を看護師に伝えるといった対応を自らできないことから、自己抜去、興奮、転倒等が起こりやすくなります。認知症の人の痛みや苦痛も含めた独自のニーズが満たされ、日常生活が落ち着けば、身体拘束の原因となる危険な行動は起こりにくくなります。痛みや苦痛に対する治療・ケア、わかりやすい言葉を使用したコミュニケーションや環境整備等、その人のニーズを予測して対応することで、身体拘束をしないケアを実現します（図4-4-3-2）。

危険な行動を引き起こす痛み・苦痛・つらさを理解する

　病院は療養の場でもあるものの、その人の本来の生活の場とは大きく異なり、身体疾患の治療などは想像以上の精神的ストレスがかかります。入院に

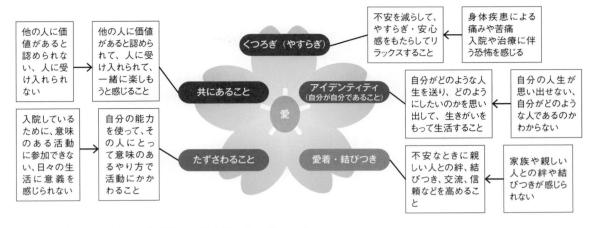

図4-4-3-3 | 認知症高齢者の心理的ニーズと入院によって起こること

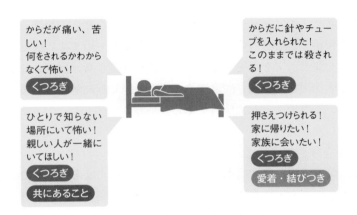

図4-4-3-4 | 入院によって脅かされる認知症高齢者の心理的ニーズ

は認知機能への悪影響があると考えられます。

パーソン・センタード・ケアの心理的ニーズの視点から認知症の人の痛み・苦痛・つらさを考えると理解しやすいでしょう。パーソン・センタード・ケアは、年齢や健康状態にかかわらず、すべての人に価値があることを認め尊重し、1人ひとりの個性に応じた取り組みを行い、認知症を持つ人の視点を重視し、人間関係の重要性を強調したケア[3]のことです。

認知症の人の心理的ニーズは、図4-4-3-3のような花弁の絵[*2]で表されます。中心にある"愛"[3]とは、あるがままに受け容れ、心から思いやり、その人に深く関心を寄せることです。これらのニーズは、すべての人に共通するものですが、認知症の人たちは自ら満たすことができないため痛みや苦痛がBPSDとして現れやすいのです。パーソン・センタード・ケアで認知症の人たちの"パーソンフッド"[*3]を支えるために、これらの心理的ニーズを満たすことで、認知症の人の痛みや苦痛が緩和されます。

入院によって認知症の人は、さまざまな心理的ニーズが脅かされます。身体疾患による痛みや苦痛、入院や治療に伴う恐怖を感じることで、特に「くつろぎ」が脅かされるのが特徴です（図4-4-3-4）。5つのニーズが満たされないことで、BPSDや治療・ケアの拒否が起こります。認知機能障害のため十分理解できない高齢者にとって入院や治療は何をされるかという恐怖ばかりで、治療の拒否は当然のことです。また、病院に家族や親しい人がいない

*2
5枚の花弁が「くつろぎ (Comfort)」「共にあること (Inclusion)」「アイデンティティ (Identity：自分が自分であること)」「たずさわること (Occupation)」「愛着・結びつき (Attachment)」のニーズを表し、互いに重なり関連し合っています。その中心には"愛"があります。

*3
1人の人として、周囲に受け入れられ、尊重されること。

ことで、愛着や結びつきが感じられず、自分の居場所を感じることができないのかもしれません。さらに、ニーズと異なるケア（点滴の強要など）は、「たずさわること」を脅かします。

認知症の人の視点（本人の思い）を十分認識していないと、冒頭で述べたような身体拘束の悪循環に陥り、さらに心身機能を悪化させてしまいます。本人のよい状態をめざして心理的なニーズを満たし、認知症緩和ケアで重要な痛みや苦痛に着目していきましょう。

心理的ニーズを脅かす状況に対するケアのポイント

1. 痛みや苦痛を緩和する

点滴治療や酸素マスク・カニューレ、膀胱留置カテーテルなどは、想像以上に認知症高齢者を脅かし、心身の痛みや苦痛を引き起こしています。痛みや苦痛がないように治療やケアを工夫することで、認知症高齢者は穏やかに過ごすことができます。現在の点滴や酸素療法などが、認知症高齢者に本当に必要な治療なのか、多職種チームで検討する必要があります。

2. せん妄の可能性を検討する

認知症高齢者は入院や治療、急性疾患の発症に伴って、せん妄を起こしやすいと言われています。せん妄は身体的な要因で、一時的に脳の機能が乱れることです。「あれ？ いつもと違う！」と思ったら、せん妄を疑い、まず、せん妄の直接因子である身体的環境を整える必要があります。促進因子である苦痛や不安などに対するパーソン・センタード・ケアの実践も重要です。

認知症の人の認知機能障害の特性を踏まえたコミュニケーションや日常のケアを見つめ直すことで身体拘束のない看護の実現につながると報告[4-6]されています。身体拘束をしない看護は、認知症高齢者のニーズに気づき、看護の基本である日常生活の看護実践を振り返ることから始まるのです。

引用文献
1) 鈴木みずえ：超高齢社会における看護のパラダイムの転換　最期まで輝く人生を支援するための看護の創造，老年看護学，22（2），p.5-9，2018.
2) 鈴木みずえ，黒川美千代編集：認知症plus身体拘束予防，日本看護協会出版会，p.13，2020.
3) ドーン・ブルッカー，クレア・サー：認知症ケアマッピング　理論と実際，水野裕ほか訳，認知症介護研究・研修大府センター，2011.
4) 中田信枝：高齢者・認知症患者の身体拘束を削減するために　身体拘束と転倒・転落事故のリスク，老年精神医学雑誌，29（2），p.147-157，2018.
5) 小藤幹恵：高度急性期医療の場での抑制しない看護へのチャレンジ，看護，70（2），p.70-75，2018.
6) 佐藤晶子：高齢者の「尊厳」と「安全」を守る　急性期病院における身体拘束ゼロ病棟達成の取り組み，老年看護学，24（1），p.25-31，2019.

（鈴木みずえ）

4

④ 治療・ケアの拒否の根本原因と具体的なアプローチ

「検査のため血を取りますね」と言って針を刺した途端、認知症の人が「何をするんや！」と腕を大きく動かした。入浴のため脱衣所まで誘導し、「脱ぎますね」と寝衣のボタンに手をかけた途端、認知症の人が「止めて！」と手で払いのけた──このような経験をされた方も、おられるのではないでしょうか。

先のような場面において、医療・ケア提供者の多くから、「ちゃんと説明したのに」「同意しておられたのに」という言葉を聞くことがあります。果たしてその説明は、認知症の人に届いていたのでしょうか。その同意は、認知症の人の真意だったのでしょうか。医療・ケア提供者から見て認知症の人が「拒否をしている」と捉えられる場面の根本にある原因を捉え、どのようなアプローチができるかを考えてみたいと思います。

認知症の人のコミュニケーション能力の特性

認知症は、記憶や実行機能、言語など複数の認知機能の障害を招きます。そして認知症の進行に伴い、認知症の人はコミュニケーション能力を喪失していきます。例えば一度に受け取れる情報量が減少するため、複数の情報は処理できなくなります。またその受け取った情報を解釈して返答する処理能力も低下するため、返答に時間を要したり、見当違いな返答をしたり、ひいては返答そのものができなくなったりします。

認知症の診断がついた直後からコミュニケーション能力が低下するわけではありません。認知症の経過、認知機能低下の程度などから、本人のコミュニケーション能力をアセスメントし、最大限、持てる能力を引き出すことが重要です。加えて医療・ケア提供者は、言語的コミュニケーションに頼りがちですが、認知症の人とのコミュニケーションにおいては、むしろ非言語的コミュニケーションに着目しなければなりません。言葉でうまく伝えられない認知症の人でも、多くの非言語的メッセージを発しているからです。

治療・ケアの拒否の根本にあるもの

1. なぜ医療処置やケアを受けなければならないのかがわからない

　認知機能の低下により、言われていることを解釈するのに時間を要する、言葉そのものが理解できない、関心や集中力が続かないなどの背景から、いくら医療・ケア提供者が「説明をした」事実があっても、認知症の人が理解できていないという状況が起こります。

　また、身体不調の上に入院という環境変化が加わり、簡単にせん妄を起こしがちです。この状態で説明を受けても、いっそう理解はできません。これから自分が何をされるのか、自分が何をしなければならないのかが理解できていないのに、医療処置やケアを受けても合点がいきません。なぜこんな目に遭わなくてはいけないのかと、恐怖や怒りを覚えるでしょう。

2. 不安や恐怖心がある

　認知症の人は、認知機能の低下から、痛みや息苦しさなどの体調不良があっても、それを苦痛として捉えて原因を特定し、うまく表出できない場合が多くあります。そのため治療の必要があると判断され入院を余儀なくされても、なぜ病院にいなければならないのか、急に痛い思いや不快な思いをしなければならないのか理解ができません。また、見たことのない寝衣を着るよう、自分の物ではない箸やコップを使うよう要求されても、その理由がわかりません。このような状況では、誰もが不安や恐怖心を抱くでしょう。

3. 羞恥心がある

　認知機能が低下し、日常生活動作の自立が難しくなると、日常生活援助を受ける機会が増えます。医療・ケア提供者にとっては、入浴介助も排泄介助も日常であり、何ら特別なケアではないかもしれません。しかし認知症の人にとって、受けるケアの意味が理解できない、もしくは理解できていたとしても、人前で服を脱ぐ、排泄の場面に他人がいるという状況は、当然ながら恥ずかしいことです。自立心の強い人は特に、誰かの手を借りながら生活を送らなければならないことに情けなさや恥ずかしさを感じ、その場から逃れたい思いになります。

4. 「自分のやり方」と異なる

　これまで自立した日常生活を送ってきた人には、食事、排泄、更衣、清潔において、「自分のやり方」をもっています。それは長年、身についてきた習慣であり、認知症が進行しても、確立した習慣は失われずに残っている場

合が多く見られます。そのためこれまでの手順や使っていた道具と異なる方法でケアを受けることで、混乱や焦燥感を招きます。

治療・ケアの拒否に対する具体的なアプローチを考える

1. 提供する治療やケアについて同意を得るよう努める

　認知症の人の同意を得る以前に、認知症の人に対する自身のコミュニケーションを振り返ってみましょう。声の大きさ、話すスピード、相手との距離感、立ち位置など、意識をしておられるでしょうか。高齢者の約7人に1人は認知症です[1]。高齢者は加齢に伴い視力や聴力といった感覚器の低下を来し、正しい情報を得るだけでも労力を要します。そのため医療・ケア提供者は、まず感覚器の老化に配慮したコミュニケーションを心がけなければなりません。そして先にも述べたように、認知症の人のコミュニケーション能力をアセスメントした上でのアプローチが求められます。

　具体的には、人の表情を読み取ることが難しくなることから、認知症の人の視界に入るよう立ちましょう。時間帯によっては、明かりを点け明確に表情が見えるようにします。特にマスクを着けているときには、目線や声のトーンを意識します。受け取れる情報量には限りがあるため、提供する医療処置やケアについて短く簡潔に伝えます[*1]。「間」も大切です。認知症の人がこれから受けるケア等を理解する時間を確保するため、説明後、すぐに実施するのではなく、認知症の人の表情から実施してよいかを判断しましょう。こうしてみると、認知症の人に医療処置やケアを提供する際、時間を要することがわかると思います。しかし、この時間を短縮しようとすると「一方的に説明しただけ」となり、結果として拒否ととれる行為を招きます。

　点滴を実施する場合を考えてみます。まずは寝ている認知症の人の視界に入ってから点滴の必要性と針を刺すことを説明します。そして実際に針を刺す際にも「刺しますよ」と再度、声をかけ、「痛いですよ」「動かないでくださいね」と痛みを伴うこと、動くと危険であることも伝えます。

　患者が認知症の人の場合、いざとなれば抑えることができるよう複数の看護師がその場にいることがあります。しかし、特に寝ている人にとって周囲を取り囲むように立たれる状況は、非常に恐怖を感じます。せめて穿刺する看護師とは別の人がしゃがんで、穿刺側とは違うほうの手をそっと握り、点滴を受ける労力をねぎらう程度にしましょう。そして針を刺した瞬間に動かれたとしても、大声で制する、抑えつけるといった行動はとらず、まずは認知症の人の安全を確保し、苦痛緩和に努めることが大切です。なぜならこういった場面で抑制をされると、「怖い」「痛い」「逃げたい」といった陰性感

情が高まり信頼関係が崩れてしまうからです*2。

2. 家族や施設職員などから情報収集をする

　認知症の人が入院される際、どのような情報を得ているでしょうか。入院の目的は治療を受けることであり、症状にかかわる情報収集が主体となっているかもしれません。しかし認知機能の低下から、新しい環境に適応しにくい認知症の人にとって、病院で安心して日常生活が送れるか否かは、入院生活が継続できるか否かに直結します。入院中も継続できる、認知症の人の安寧につながるような習慣やこだわりがあるのか、それはどのようなことかなどを情報収集し、日常生活援助に活かしていくことが求められます。

3. 必要な医療処置かどうかチームで検討する

　認知症の人が入院した場合、何らかの医療処置を受ける場合が多くあります。その処置には、点滴や酸素といった比較的、侵襲性が低いものから、手術やドレーン類の留置といった侵襲性が高いものまであります。

　認知症があるからといって、本来、受けるべき医療が受けられないということがあってはなりませんが、漫然と管が付いたまま、無用な安静を強いられているということはないでしょうか。この治療を受けることで認知症の人のQOLを維持、向上させることが本当に可能なのか、多職種チームで検討し、可能な限り早期退院をめざすことが鍵となります。その場合、老化と疾患を踏まえ、どこまで治療するのかを見極め、「ここから先はかかりつけ医や訪問看護師、施設職員にお願いする」という決断をしなければなりません。

＊ ＊ ＊

　認知症の人に拒否をされると、つい説得をしたり、力で抑えようとしたりします。しかし「拒否」という行為の根底には、処理しきれない感情があふれています。筆者はよく、目の前におられる認知症の人と想像上の立場交換をしてみます。「もし私だったらどうだろう」と、その人の立場で物事を見たとき、その人の苦痛に共感でき、その行為は当然だと理解することができます。拒否という行為だけに目を向けるのではなく、その根本原因を捉え、認知症の人の苦痛を緩和するよう努めましょう。

引用文献
1) 厚生労働省：認知症施策の総合的な推進について，第78回社会保障審議会介護保険部会参考資料（令和元年6月20日）．https://www.mhlw.go.jp/content/12300000/000519620.pdf ［2022.7.28確認］

（西山みどり）

5 急性期病院で身体的治療を受ける認知症の人の意思決定支援とケア

　認知症をもつ患者の診療というと、認知症という病態に対するケアと、身体合併症に対する治療がそれぞれ独立して行われると捉えられがちです。しかし、認知症は、身体治療と密接に関連しています。特に、認知症をもつ患者の治療方針や療養方針を検討する上では、

治療不耐性：治療を進める上で必要なセルフケアの獲得が難しい場合に治療の適応になるのか、もしも治療が心身ともに負担が大きい場合、ほかに選択肢があるのか

社会的支援：独居の患者など社会的支援が乏しい場合に、治療に合わせてどのような支援を提供する必要があるのか

という点を考える必要があります。

患者・医療者とのやりとりに認知症が与える影響

　一般に、認知症で生じる問題は「もの忘れ」のイメージが強いものです。医療者は、「認知症の人は覚えられないだけなので、記憶さえできれば問題はない」と捉えがちです。しかし、認知症に伴って生じる問題は、「すぐに忘れてしまう（記憶障害）」ことだけではなく、「いろいろな情報をまとめ、理解し、処理をする」ことも難しくなる点にあります（実行機能の障害）。

治療・療養に関する意思決定のプロセス

　まず、高齢者全般において治療方針や療養方針を決定するプロセスは、以下に挙げるように若い成人のプロセスとはいくつか異なる点があります。

- 治療の対象となる疾患が患者の予後や苦痛に影響しているかどうかを確認する[*1]
- 次に、患者が自分で治療を決めることができるかどうかを評価する（意

*1
高齢者の場合、完治が目標ではなく、余命に影響するかどうか、苦痛に影響するかどうかが判断基準となります。

思決定能力の評価）。意思決定能力が低下している場合には、どのような点で意思決定が難しいのかを評価し、残存能力を最大限活かし、可能な限り本人が決めることのできるように支援を行う

●治療のゴール設定が患者の希望と一致しているかを確認し、リスク評価を行った上で治療を決定・実施する

特に意思決定能力の評価は、意思決定能力がある（自分で自分の治療の必要性を判断できる）ことを前提としている若年者とは大きく異なる点です。

実際に、認知症を合併すると、意思決定の場面では「治療の選択肢を比較して総合的によし悪しを判断することが難しくなる」[*2]「記憶障害と合わさって、そもそも検討しなければならない事態を理解できない」ことなどが生じます。

医療者が意思決定をサポートする前提として、

●患者が治療や療養生活について考え、決定することができる状態にあるかどうかを確認する

●その上で、意思決定が必要な内容について、障害に応じて理解できるように支援を行う（すぐに決められないと判断しない）

●十分に理解・判断ができることを本人の言葉などで実際に確認した上で、意思決定を促す

ことが重要です。

*2
例えば、長期的には完治をめざした治療の可能性があるにもかかわらず、「入院をするのが面倒だから」と治療を拒否することが生じます。

認知症の人の意思決定をサポートする

認知症の人の診療・ケアの場面では、残念なことにしばしば支援者は、本人が望んでいることを直接本人に尋ねたりせずに、家族や介護者に尋ねがちです。その背景には、本人から意向を聞き出すのには時間や手間がかかることや、認知症と診断されると何も理解できないと見なしてしまう誤解があります。結果として、本人の希望を、本人に確認することなく、周囲の者が決めてしまう危険が生じます。

たとえ認知症が進行しているとしても、本人が「好き、嫌い」を表現できるのであれば、本人の好みや希望を聞き出すことは可能です。実際の臨床においては、少し"お試し"をして、本人の感想や反応を改めて確認し、話し合う作業を繰り返すことも重要です。

日本では、意思決定支援に関する4つのガイドラインが公開され、意思決定支援全体をカバーする構成をとっています（図4-5-1）。すべてのガイドラインに共通する考え方は、意思決定は本人を中心になされるべきであり、本人に代わって他人が決定すること（代理・代行）は最後の手段である、とい

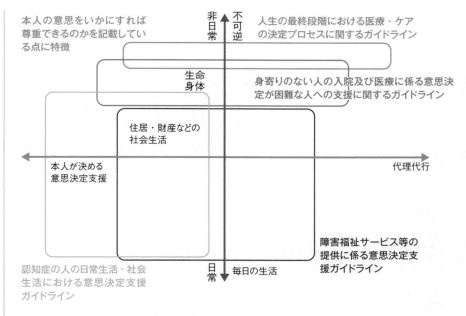

図4-5-1｜**各ガイドラインの対象とする領域**

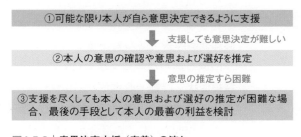

図4-5-2｜**意思決定支援（広義）の流れ**

う点です（本人中心主義、図4-5-2）。

意思決定支援の流れ

1. 本人の理解や認識に合わせて、説明や支援方法を工夫する

　本人の持つ認知能力を最大限に活かして、本人が理解し、比較検討できるように支援を進めます。臨床では、次のような工夫ができます。

- ●本人との信頼関係をしっかりと築く
- ●大切な話に集中できるよう静かな環境を用意する
- ●家族との関係に配慮をする。本人が遠慮している場合には、面談をわける等の配慮をする

- 焦らせない。十分な時間を用意する
- 選択肢を明確に示す。メリットとリスクの重要な点を明確に示し、話し合う
- 話し言葉だけではなく、紙に書いて文字で示す

2. 本人の言葉で理解・認識を確認する

本人がどのように理解したのかを本人の言葉で確認することが重要です。例えば、「今、説明した内容をどのように受け止めたのか知りたいので、あなたの言葉で話してください」「今日のお話をご家族にどのように伝えますか?」などと尋ね、本人の理解・認識を確認します[*3]。

＊3　確認時の留意点
①主要なポイントを選択する間、本人が記憶できているか（紙を見ながらでも確認できればよい）
②選択肢の比較ができているか
③比較・判断は、本人の価値観と一致しているか。明らかな不合理はないか

3. 理解が十分に得られていないとき

患者本人の言葉で確認した上で、患者が十分に理解をしていないと判断される場合には、以下の点を確認していきます。

❶障害となる要因の中で除去できる要素を探索する

身体的問題：代表的なものに「痛み」があります。痛みは集中力の低下や抑うつ気分と関連し、理解の阻害や合理的な判断に影響します。最大限、緩和をはかる必要があります。

認知機能障害：せん妄が生じている可能性があります。可能な限りせん妄の治療を進めながら支援を行います。

精神症状：行動・心理症状（BPSD）のために、合理的な判断が困難になる場合があります。急性期医療では、痛みや呼吸困難など、身体的な苦痛のためにBPSDが生じる場合があります。身体的な評価を改めて行います。

ストレス反応：認知症をもつ人の場合、環境の変化を受けやすくなります。例えば、がんの告知などの衝撃に対しても、一般の人よりも強く反応し、集中困難を招くことがあります。

❷障害となる要因を取り除きつつ、「本人が意思決定できるか」を繰り返し多職種で評価する

認知症により意思決定能力が低下している場合の主要なかかわりを表4-5-1にまとめます。

意思決定をサポートしても十分な理解が得られない場合には

患者の状況に応じた説明を行い、加えて説明の工夫等を行っても、なお理解や判断が困難な場合には、「今、本人は決められないけれども、本人が決

表4-5-1│認知症により意思決定能力が低下している場合の主要なかかわり

- （せん妄が合併している、身体症状がある場合には）判断能力や理解力を改善できる可能性がある要因を探索し、取り除くことを試みる
- 痛みを緩和する
  痛みは注意力を低下させる。認知症患者は注意力が低下しているため、たとえ疼痛が軽度であってもコミュニケーションの障害になる。急性期病院では疾患や治療に痛みを伴うことが多いため、まず痛みが緩和されているかどうかはぜひ確認したい
- 注意を乱しにくい、静かな場所で話す
  複雑な注意が続かないため、刺激の少ない、集中しやすい環境を用意する
- 認知症の患者が信頼している人に同席してもらい、本人が緊張せずに話せる場を用意する
  家族や知り合いの中には、本人が理解しやすい言い換えをしたり、言葉にならない情動の変化を仕草でつかむことができることがある
- 会話は時間を十分にとる。具体的に、短く、わかりやすい言葉で説明する
- アイコンタクトを意識してとり、注意を維持するようにはたらきかける。返事は15秒ほどゆっくりと待つ
- 決めようとしていることについて、理解しているものの中から選択肢を慎重に伝える
- 図や表を積極的に活用する
  重要なポイントをわかりやすく示す。何と何を比較しているのかを表にして示すなど視覚的にも訴える
- 言葉以外のコミュニケーション（例えばうなずくことや手振り、笑顔）からも読み取り、言葉との齟齬がないかどうか確認する
- 決めたことは、一度時間を置いて、繰り返し確認する
- できれば、スタッフ複数名から確認し、答えが一貫していることを確認する

めるとすれば何を望むのか」という意思を推定することを進めていきます。

　日本の臨床では、慣習として、家族に対して説明し、家族の了承を得ることが行われています。しかし、日本の法律では、家族に対して本人の治療同意に関する代理を認める記載はないことには注意が必要です。

参考文献

・ National Comprehensive Cancer Network：NCCN Clinical Practice Guidelines in Oncology（NCCN Guidelines®），Senior Adult Oncology Ver.2, 2014.
・ Appelbaum PS：Clinical Practice. Assessment of patients' competence to consent to treatment, The New England Journal of Medicine, 357 (18), p.1834–1840, 2007.
・ Grisso, Th., Appelbaum PS：Assessing Competence to Consent to Treatment, Oxford University Press, 1998.（北村總子，北村俊則訳：第3章　判断能力を構成する要素はなんだろう，治療に同意する能力を測定する，日本評論社，2000.）
・ Pace V, Treloar A, Scott S：Ch 18, Dementia, From Advanced Disease to Bereavement, Oxford University Press, 2011.（武田雅俊監修，小川朝生，篠崎和弘編：認知症の緩和ケア　第18章 選択，意思決定能力，ケアおよび法律）
・ 認知症の人の行動・心理症状や身体合併症対応など循環型の医療介護等の提供のあり方に関する研究会：一般医療機関における認知症対応のための院内体制整備の手引き，平成27年度老人保健事業推進費等補助金老人保健健康増進等事業，2015. http://www.fujitsu.com/jp/group/fri/report/elderly-health/2015junkangata.html［2022.7.23確認］

（小川朝生）

緩和ケアの視点で認知症の人を支える多職種連携システム

多職種連携とは、「複数の専門職者が、それぞれの技術と知識を提供し合い、相互に作用しつつ、共通の目標の達成を患者・利用者とともにめざす協働した活動」と定義されています[1]。緩和ケアを受ける認知症高齢者およびその家族にとって、多職種が連携しその人にとっての生き方をサポートすることは、提供する医療・ケアの質の担保につながると考えます。

本項では、認知症高齢者の入院中のケアを軸に、残された人生のよりよい療養環境を調整するにあたって、なぜ多職種連携が必要であるのか、具体的にどのような連携ができるのか、緩和ケアの視点から述べていきます。

[1]
埼玉県立大学編：IPWを学ぶ，2009.

なぜ、多職種連携が必要なのか

入院している認知症高齢者は、何らかの身体的不調を抱えています。入院の原因となった主疾患に対する診療や症状コントロールが必要であり、基礎疾患の確認も重要です。加えて、認知症高齢者は、自身の受ける医療内容や経過を理解しにくいため、必要な検査や治療が予定通りに受けられなかったり、リハビリが進みにくかったりします。さらに、自らの身体的不調を伝えることが苦手になっており、症状コントロールがつきにくいものです。

認知症高齢者が、過不足のない医療を受けるためには、かかわるすべての医療者が、本人の認知症による認知機能障害の程度や状態を含め全人的な視点で情報収集すること、そして、多職種で得た情報を共有し、提供する医療・ケアについて検討し、実践していくことが求められるのです。

多職種連携で行うポイント

多職種で連携する際に意識しておきたいことは、「医療者」といってもさまざまな専門職の集団であり、受けてきた教育や環境により専門性や価値観

が異なるのだと互いに理解し合うことです。「認知症高齢者に対する緩和ケアを行う」という目標は共通ですが、情報を得る視点や、アプローチ方法が違う可能性があります。連携する際には、それぞれの立場で意見を述べ、その異なる視点を互いに認め合い、対象とする本人にとっての最善の方法を見つけて実践していくことが大切です。また、専門性や価値観が異なっても、重なる部分もあるため、互いの役割を補い合い、認知症高齢者が混乱しないように統一したかかわりができるように努めることも重要だと考えます。

病院における各職種の緩和ケアの役割と視点 [*2]

*2
第1章も参照

病院内の各職種の専門性と役割、情報収集時の視点を以下で述べます。

❶医師

主治医：入院の原因となった主疾患および基礎疾患の診断と治療を行う。認知症高齢者にとって過不足のない診療が提供できるよう多職種と連携する。

認知症専門医：認知症やせん妄について脳画像により神経学的視点で起こりうることを予測、意思決定能力の評価を行い主治医へ助言する。主疾患や内服薬を踏まえた包括的視点で認知症高齢者の状態を判断し助言する。

❷看護師

病棟看護師：主治医とともに主疾患および基礎疾患の治療とケアを実践する。また、認知症ケアを専門とするメンバーと連携し認知症・せん妄ケアを実践する。その際に、認知症高齢者の生活の視点から、どのような状態であるのか、治療は順調に行えているか、行えないとした場合の原因は何かを観察し、解決困難な問題を多職種で連携し対応できるよう働きかける。

認知症ケアを専門とする看護師[*3]：困難だと思われている対応について、ケア方法の提案やかかわるスタッフとのディスカッションを通して問題解決を導く。本人にかかわり、どのような接し方や話し方が合っているのかを確認した上で、全体へ周知する。

*3
専門看護師・認定看護師・認知症の研修を受けた看護師

❸理学療法士

身体機能を評価し、今後の療養先の環境に合わせた身体能力のゴールを設定し、それに合わせて訓練を実施する。加えて、病棟でも実施できるリハビリメニューや認知機能に配慮した離床方法を提案する。介助が必要な認知症高齢者に合わせたポジショニングや移乗動作の介助方法について、多職種で統一した方法でケアを行い、生活と機能訓練がつながるように工夫する。

❹作業療法士

認知機能障害を評価し、今後の療養先の環境に合わせた生活の場面を見据えて、食事や整容、更衣、排泄などのセルフケアの機能訓練を実施する。加

えて、病棟で生活を送るための療養環境の調整や認知機能に配慮したセルフケアが行えるよう、多職種で統一してかかわれるように提案し実施する。

❺言語聴覚士

認知機能検査、言語障害や摂食・嚥下機能を評価し、訓練を実施する。食事は人にとっての楽しみの1つであり、基本的欲求の中でもニーズが高いため、認知機能や摂食・嚥下機能の見極めにより今後の栄養摂取方法への影響が大きい。食事環境の調整や介助方法を多職種と検討し、本人のニーズを満たせるよう訓練する。加えて、認知症高齢者にとって苦手となってくるコミュニケーション手段についても最大限に引き出せるよう、言語障害に対するアプローチの方法を検討し実施する。さらに効果的な非言語コミュニケーションの活用方法についても多職種で統一できるように提案し、実施する。

❻薬剤師

対象者の内服薬を確認、その中からせん妄発症リスク薬剤や転倒リスク薬剤、便秘リスク薬剤を抽出し、リスクを回避するための薬剤の減量や変更などの薬剤整理を提案する。加えて、認知機能に配慮した内服管理支援ができるように、認知症高齢者が内服できているか否かを確認し、飲まなかったり、飲めなかったりする理由を検索、多職種とともに内服管理方法を検討した上で認知症高齢者およびその家族へ薬剤管理方法を指導する。

❼臨床心理士

必要時に認知症高齢者およびその家族の心理面接を行い、心理的支援を行う。また、多職種とともに最適なコミュニケーションや対応方法を検討し、本人が安心できる環境調整を行う。

❽管理栄養士

栄養状態を評価し、食べやすい食材や嗜好を取り入れた食事を提供する。

❾社会福祉士/精神保健福祉士

入院前の生活上の問題や経済的問題、介護サービスの評価を確認し、今後の療養環境を見据えて地域の関係者と連携して退院後の療養環境を調整する。

❿歯科衛生士

う歯や歯周病などの口腔内を評価し、口腔内の衛生や保湿が維持できるように多職種と連携する。

多職種連携で認知症の緩和ケアを行うチームワークの影響

入院中の認知症高齢者に対する緩和ケアは、24時間、毎日継続した実践が必要であるため、かかわるチーム全体で情報やケア方法を共通理解し、誰

*4
排尿時間、飲水時間、飲水
量、尿意の有無、尿意を催
したときの行動の特徴など

が行っても同等のケアをすることが求められます。例えば、排尿誘導が必要な認知症高齢者に対応する際、その人の排尿パターン*4を把握し、情報を共有します。加えて、排尿誘導するときの方法（声のかけ方や移動動作、介助する内容、タイミングなど）も可視化するなど、誰が行っても同じかかわりとなるよう統一します。このような情報を共有しておくことは、「排泄を失敗してしまった」という自尊心の低下を防ぐことになるため、心理的緩和ケアだと考えます。看護師だけではなく多職種で情報共有することで、検査・処置やリハビリなどの時間調整ができ、その人に合った生活リズムを整えることにも役立てられます。

　また、認知症高齢者は身体的苦痛が生じている場合においても、自分が感じていることや「どうしたい」といった希望を他者にうまく伝えられないことが多くあります。そのため、私たち医療者は、認知症高齢者の言動や表情を詳細に観察し、認知症高齢者に生じている身体的苦痛をキャッチし、その苦痛を取り除けるようにチーム全体で話し合ってかかわっていく必要があります。話し合う際には、①苦痛があるときに表出するサインはどのようなものか、②どのような苦痛が考えられるか、③どのようにしたらその苦痛が取り除けたと客観的に考えられたかなど"事実"について語り合い、その人に合った対応方法を見つけ、ケアしていきます。

　適切なケアにより、よい状態が続いていたとしても、1人でも認知症高齢者にとって適切ではないケアをする人がいると、それまで積み重ねてきたケアが台無しになってしまう可能性が考えられます。かかわるチームメンバーが自分の役割を認識し、互いに協力し合い、認知症高齢者が安心・安楽に過ごせるようにチームワークを進めていきます。

カンファレンスを効果的に活用する

　多職種によるチームワークのためには、チームメンバーが持っている情報の共有や意識の統一をはかれるよう、カンファレンスを効果的に活用します。カンファレンスでは、「医療者が」ではなく「認知症高齢者が」困っていることは何か、今よりもっとよい方法はないか、日ごろ自分が行っているケアはどうか、うまくいかなかったのはどういうときか、などについて、それぞれの専門性の立場から意見を出し合います。異なる職種の考えを共有し認め合うことでチームワークも生まれ、本人にとって最善の緩和ケアの提供が実現できるのではないでしょうか。

（田中久美）

「食べることは何より幸せ」
絶食を強いられ空腹に困惑する人の意思決定支援

事例：腸穿孔を来し絶食を強いられ空腹に困惑する認知症高齢者

●A氏（80代女性、息子と2人暮らし）

高血圧・認知症にてかかりつけ医に通院中、時折腹痛があり検査を勧められていたが、本人は「気が進まない」と先延ばしになっていた。

ある日、激痛にて救急搬送され、S状結腸がんの穿孔による腹膜炎・敗血症と診断された。本人には「腸に穴が空いて、便がお腹の中に漏れているため治療が必要」と説明し、入院となった。

認知症の緩和ケアのための包括アセスメントとケアプラン

Step1：認知症の人に、痛み・苦痛・つらさの程度と本人の思いを聴く

入院当初、A氏はベッド上でうなりながら「ここはどこ？　家に帰らないと」と混乱することが多く、夜間も眠れないことが続きました。状態が安定したころからは歩き回ることも多くなり、看護師が付き添うと「子どもじゃないんですからほっといて」と支援を拒む様子や「こんなところにいたら何の役にも立たない。息子に迷惑をかける」と訴えることがありました。

Step2：認知症の人の痛み・苦痛・つらさの原因をアセスメントする

❶痛み・苦痛・つらさの部位と程度

A氏は痛みを直接口頭で訴えることは少ないため客観的な痛みの評価が必要と考えられました。また夜間不眠があり、中途覚醒時には混乱する様子も見られることから、睡眠に対してのケアも必要でした。

その後、腹部症状が落ち着いたころから空腹によるつらさを頻回に訴えるようになり、食事が可能な病態であるかの検討や“食べること”に対するケアも必要と考えられました。

❷コミュニケーション能力、意識状態（せん妄）

入院当初は炎症反応が高値であり、せん妄状態であると考えられました。せん妄の準備因子は高齢・認知症、直接因子は腹膜炎・敗血症・低栄養・電解質異常など、促進因子は痛みや急な環境の変化、現状認識が乏しいことからくる不安や混乱、空腹による不快感などが考えられます。よって、認知症に重畳したせん妄ケアが必要でした。

❸認知機能/BPSD（認知機能障害、生活障害、ADL障害など）の程度

状態が安定してからの認知機能検査ではMMSE13点と中等度の認知症が疑われ、見当識障害、短期記憶障害がありました。また歩き回ると自室がわからなくなることから視空間認知の障害も考えられる一方で、排泄や清潔・食事に関しての実行機能は、言葉による促しで自ら行うことが可能なため、本人の認知機能に合わせたケアが必要でした。

そして原疾患の進行を考慮すると生命予後は半年程度と判断され、このまま絶食状態を続けながら急性期病院で過ごすことが本人にとってよいのか、リスクはあるけれど食事を再開するべきか、A氏の言葉に秘められた思いを探り、本人の意向や価値観を確認しながら、家族と一緒に検討することが必要と考えられました。

Step3：アセスメントに基づいたケアの優先順位を決める

まずは身体的苦痛である痛みとせん妄のコントロールを行います。そして本人が過ごしやすいような日常生活の工夫と意思決定能力が高まるような支援を行い、病態を確認しながら食事の再開や

今後の治療・療養先について本人の意向を確認することとしました。

Step4：アセスメントに基づいたケアプランを立てる

❶疼痛コントロール

非言語的な行動を注意深く観察します。日常生活動作が痛みによって制限されていないか、活動する際の表情や身振り、顔つき、息づかい、発声、体の硬直、落ち着かなさ、怒りっぽさなどです。

変化があれば本人に痛みについて確認し他覚症状と合わせて評価、痛みがあると判断できるときは痛み止めを積極的に試し、その後の様子を観察していきます。内服が不可能な場合は点滴製剤や貼付剤、座薬等の検討も考慮します。

❷せん妄コントロール

・**身体を整える**

病態を把握するためバイタルサインや身体症状の観察を丁寧に行い、異常の早期発見に努めます。脱水や便秘についても確認しケアしていきます。

・**環境を整える**

感覚遮断を減らすため補聴器（耳垢の除去もする）、メガネ、入れ歯を使用します。また、家族の写真や馴染みのものを病室に置き、部屋の入口に目印をつけ、「ここが自分の居場所」とわかり安心して過ごせるような工夫をします。

・**活動と休息のバランスが保たれるよう生活リズムを整える**

回復過程に合わせて適度な運動・活動を促します。A氏の睡眠習慣は早寝早起きであることから、夕方から夜にかけての医療処置はなるべく避けるようにし、早寝できる環境を整えます。不眠を訴えるときは、緊張を緩和するマッサージや足浴などを試み、思いや感じていることを傾聴し支持的なかかわりを行います。

その後、早朝覚醒しても本人の眠れた感じが得られているようなら無理に再入眠は促さず、遠目で見守ります。

・**心理・行動への配慮**

見当識が保たれるよう時計やカレンダーを目の届く所に置き、現状について会話に織り交ぜながらわかりやすく伝えます。またケアなどへの拒否があれば無理強いせず時間を置いてから促し、それでも拒否があればさらに時間を置き、担当者を変えてみます。コミュニケーションをはかる際はできるだけ平易な言葉で短い文章にして伝え、無理な説得は避けます。そしてA氏の"食べる"ことについての言動を積極的に拾い上げます。

家族との面会時はつじつまの合わないことや現状認識ができなくても、頭ごなしに否定したりとがめたりせず、さりげなく修正するよう家族に伝えます。またA氏の生活状況や大切に感じている事柄などを聴き、ケアに取り入れます。

❸食事の検討

食事が再開できる状態であるか多職種で検討します。食事再開が可能となった際、身体への負担が増さないように食形態の選択や回数、本人の嗜好なども考慮して検討します。

A氏の意思決定支援

A氏の痛みが緩和され、比較的穏やかに過ごせているときに、今後についての意向を聴いてみます。まずは、今の病態をわかりやすく伝え、「食べること」への思いや「受け入れがたいことやつらいことは何か」などを丁寧に聴いていきます。そして、その内容を家族と共有しA氏の価値観と照らし合わせ、本人にとっての最善の選択を検討します。

疼痛・せん妄ケアの結果

身体治療が進み疼痛・せん妄ケアを行ったことでA氏の痛みは徐々に緩和され、諸検査では腹腔内の遊離ガスは見られず小康状態であると判断されました。

A氏に食べることへの思いを聴いたところ「小さいころは食べるものがなくてひもじい思いをし

た」「食べれることは何よりも幸せ」と語られた
ことから、A氏にとって空腹は戦後の食糧難のつ
らい追経験となると考えられます。家族とも相談
の上、病態悪化のリスクはあるものの、絶食を続
けることのほうが本人にとっての苦痛が大きいと
判断し、食事を少しずつ再開することとしました。

　また入院前は好んで編み物をしていたことから
本人の目に届く所に編み物道具を置いたところ、
本人のペースで穏やかに取り組める時間が増えて
いきました。A氏にとっての編み物は、これまで
家事の傍ら家族の小物をつくることで「家族の役
に立っている」と実感できるものの1つであり、
入院中も編み物をすることで自己肯定が保たれ穏
やかな時間につながったのではないかと考えられ
ます。

　そして、A氏の「家に帰りたい」との希望から、
まずは自宅近くで家族が頻繁に面会できる施設に
移り、段階的に自宅退院の準備を進めることにな
りました。

（木野美和子）

第 5 章

高齢者施設で展開する
認知症の人を支える緩和ケア

1 高齢者施設における緩和ケアの特徴

日々のケアが緩和ケア

　認知症の人が利用する高齢者施設（以下、施設）には、介護老人福祉施設（特別養護老人ホーム）、介護老人保健施設、介護医療院、認知症対応型共同生活介護（グループホーム）、有料老人ホーム、サービス付き高齢者向け住宅等、さまざまな施設があります[*1]。保険制度により機能や役割が異なる点もありますが、慣れ親しんだ地域や住み慣れた家から施設に暮らしの場を移し、そこで生活を送ることに変わりはありません。認知症の人は自分で食事を食べる動作、トイレに行き排泄する動作を忘れます。自分で身だしなみを整え、洋服を着る動作も低下します。しかし、それらは人が生きる上で最も大切なことです。認知症の人のニーズに合わせた食事や排泄、整容や入浴など、その基本的なケアこそが、その人にとっての緩和ケアに値します。ケアする側が当たり前と思っていたケア、些細なことかもしれないと考えていたケアが、緩和ケアの基本です。それらのケアを日々丁寧に繰り返し実践することが、認知症の人の尊厳を守ることにつながります。つまり、施設において、認知症の人のニーズに合わせた食事、排泄、清潔ケアなどを丁寧に実践する。まさに「日々のケアが緩和ケア」、これが大きな特徴となります。

*1
本章2も参照

不安を軽減する環境をつくる──いつでも、誰かがそこにいる

　認知症の中核症状による生活の不自由を想像したことがあるでしょうか。例えば、時間の見当識が低下すると、時間や日付の感覚が鈍るだけでなく、人生史上の時間もわからなくなります。孫が成長していることが理解できなくなります。空間の見当識が低下すれば、部屋での探し物に手間取ります。場所に関する感覚も鈍るため、知らない場所だと不安になります。新しい環境ならば迷子になることもあるでしょう。人間に関する見当識が低下するこ

とにより、自分と周囲の人との関係がわからなくなります。親しい人を認識できなくなり、自分の家族ということはわかるのに、息子であることがわからなくなり、自分自身がとても混乱することがあります。私たちは認知症の知識を活用し、その人の生活に中核症状がどのように影響しているのか、どのような不安や苦痛が生じているのかを理解する必要があります。

施設ケアだけではありませんが、認知症ケアで最も大切なのは「人」です。不安を軽減するには人的環境が一番重要な要素です。いつでも、誰かがそこにいる。その人には何を聞いてもよいという安心。その安心感を与えられるように、スタッフが顔見知りになり、何を聞いても親切に教えてくれる。認知症の人に「不安」を感じさせない。ケアする側が不安を与えない存在になることが必要です。

認知症の人の生きてきた歴史・文化を知る

認知症の人の行動の意味を推察するとき、認知症の人の生きてきた歴史や文化を知ることで解釈できることがあります。家族構成や仕事・趣味だけでなく、その人のこれまでの「習慣」についても情報を得ることで、行動の意味を解釈できることがあります。人生の大先輩である認知症の人の生きてきた時代、文化を知ることは、認知症の人が大切にしてきたこと、その人の価値観を知ることにもつながります。

スピリチュアルペインとは、自己の存在から生じる苦痛であり、それはその人の価値観と関連すると言われています。認知症の人たちは、「自分はぼけてしまったのではないか……」という不安を抱えています。そして、日々の生活の中で苦難・苦悩に直面しています。認知症による生活の不自由さや不安を抱えながら生活を送っています。自分の生活の中で大切にしてきた習慣などをわかってくれているか、自分の存在を認めてくれているのか、というスピリチュアルペインを感じているかもしれません。しかし、それをうまく表出できないのが認知症という病です。認知症の人の生きてきた歴史、文化的背景を知ることで行動を読み解くきっかけになります。また、「不安や苦痛の軽減」という抽象的な表現ではなく、その人の個別性に配慮したケア方法を多職種とともに具体的に考えることにつながります。

施設は生活、暮らしの場です。だからこそ、生きてきた歴史や文化を踏まえ、安心できる物的環境・人的環境を整えることが必要です。どのような趣味を持っていたのか、本人がうれしいと思うこと、楽しいと思うこと、安心されると思うことなど、家族等から情報を得てもよいでしょう。

認知症の人の行動を肯定的に見る──できることを奪わない

　看護師は問題解決思考のためか、認知症の人の行動を「○○ができない」「△△はわからない」と否定的な解釈をすることはないでしょうか。自分自身の行動を否定的に見られて、相手との信頼関係が築けるでしょうか。認知症は徐々に日常生活動作が低下する病です。それと同時に、老化により日常生活に何らかの影響を与えることは自然の摂理でもあります。だからこそ、逆転の思考が必要です。"できない"ことを見るのではなく、認知症の人の"できる"ことに目を向ける。残された能力に着目し、施設内でのケアに活かすことです。認知症の人の残存機能を奪わない環境調整が必要になります。

　例えば、施設内のリハビリテーションやレクリエーション等、楽しい交流を通じ、普段伸びない腕が伸びるようになったり、表情が豊かに変わったりすることもあります。普段、車いす上に座って動かない人が、趣味であった百人一首を行ったら、すうっと立ち上がり腕を伸ばす。好きな歌を流すと言葉を口ずさむという場面を経験したことがあります。このように認知症の人の行動を肯定的に見て、残されている能力に気づき、活かし、維持できるようなかかわりを持つことが必要です（図5-1-1）。

　認知症の人の残された能力に目を向けることで、情報も増えます。ケアする側も適切なかかわりができ、認知症の人も心地よさを感じ、自分の能力を発揮できることはうれしいことです。その姿を見てスタッフも、ケアの効果を実感しケアの意味に気づく機会になります[1]。

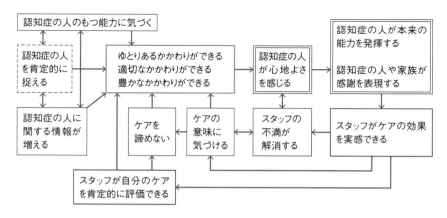

図5-1-1｜認知症の人の行動を肯定的に見る効果
（桑田美代子，湯浅美千代：死を見据えたケア管理技術，p.59，中央法規出版，2016．一部改変）

できないことを求めない――恥をかかせない

　"できることを奪わない"と上述しました。それは、"できないことを求めない"ことでもあります。できないことを求め、失敗を体験することを極力避ける。認知症の人に恥をかかせないような対応が必要になります。施設は生活の場であり、他の入居者もいます。人々の中で失敗を体験することは、施設内での人間関係にもかかわってきます。「私には何もできない」という自覚を徐々に感じている人も少なくないでしょう。そして、その自覚をすることで穏やかになり、「長生きをすれば誰にでも訪れることだ」という本人の受け止めが、自然な態度を生み出すようにも思います。

　たとえ失敗することがあったとしても、ケアする側のよい意味でのユーモアで、失敗を感じさせないような対応ができたら素晴らしいと思います。そして、失敗しないために手を貸すことは悪いことではありません。手伝って成功できることのほうが大切であることを忘れないでください。

"いつもと違う"に気づく
――介護職とともに関心をもって認知症の人を観察する

　認知症ケアは、もともと多職種チームアプローチです。一専門職の視点だけでは、人生経験豊かな認知症の人の全体像を把握し、生活の質を高めるケアは難しいでしょう。多職種とともに情報共有し、個別性に配慮したケアを工夫していくために多職種連携は欠かせません。その中で看護師は、常時、医師が存在しないならば認知症の人の健康管理、薬物療法を行っているならば内服の効果の観察、薬剤の有害事象の早期発見など、他職種に情報提供を行い、ともに観察することが求められます。その際、必須なのは介護職との連携です。

　施設ケアにおいて介護職は、認知症の人にとって一番身近な存在です。マンパワーも介護職のほうが多いのが施設ケアの特徴です。そして、施設内において介護職の"いつもと何かが違う"という観察力は、認知症の人の異常や苦痛を早期にキャッチするためにとても重要な視点となります。苦痛を自ら訴えられない。"いつも"の状態との比較で、〈何かおかしい〉という気づきは、認知症の人の日ごろの状態に関心を向けて見ていないとキャッチできません。数値に異常が現れるのが遅くなるのが高齢者の特徴でもあります。だからこそ、施設内における介護職と看護師の連携は、認知症の人の苦痛の緩和、身体の変調の早期発見は、認知症の人の緩和ケアに大きく影響を与え

ます。看護師はそのことを自覚し、介護職との連携をとる必要があります。

多職種とともに倫理的感受性を磨く

　図5-1-2に認知症の人・家族等のケアの多職種連携を示しました。先にも述べたように、認知症の人に対する多職種連携は欠かせません。各職種が、個々の認知症の人のケアの目標に合意した上で、そのケアを提供するために専門性を発揮し、協働することは当然です。だからこそ、施設ケアにおいて多職種で倫理的感受性も磨き、認知症の人を脅かさない。認知症の人が有する意思決定能力を高め、引き出すケアを実践してください。施設に長期間入居していると、スタッフ側がよかれと思い行っているケアが、認知症の人にとっては人権を脅かしかねないと思われる場面もあります。不適切なケアに対し敏感になり、多職種間で指摘し合える関係づくり、施設内の職場環境も必要です。倫理的感受性を磨くためには、ケア管理者の認知症ケアに対する考え方が、大きく影響することを知っておかねばなりません。

死を見据えたケアが求められる——本人の望みを支える

*2
Advance Care Planning

　ACP*2の重要性がここ数年、伝えられています。施設入居時、本人・家族等の望みを確認し、死を見据えたケアを実践することは、本人の望みを叶えるためにも必要で大切なことです。死をタブー視せず、生活の一部として考えることができるのも、施設ケアの特徴です。そして、ケアを通し、認知症の人の意思を確認する。どのようなときに喜び、どのようなときに嫌な表情を見せるのか。日々のかかわりを通して、認知症の人の意思をくみ取り、ケアを通し確認することも必要です。施設という「場」に暮らしを移し、認知症が進行し徐々に日常生活動作も低下します。認知症の人自身が言語的にニーズや苦痛を伝えられない状態になります。そのような状態であっても、その人の苦痛やニーズを想像し、日々、実践するケアが緩和ケアとなり、エンド・オブ・ライフ・ケア、スピリチュ

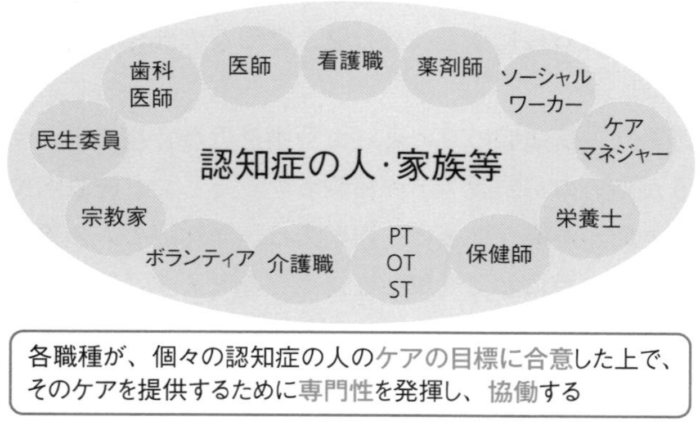

各職種が、個々の認知症の人のケアの目標に合意した上で、そのケアを提供するために専門性を発揮し、協働する

図5-1-2│認知症の人・家族等のケアの多職種連携
（ELNEC-J高齢者カリキュラム看護師教育プログラム指導者用ガイド，モジュール1，一部改変）

アルケアにもつながります。本人、家族等と死を見据えながら、日常の中の意思を支える。施設ケアにおいては、たとえ言語的に意思が伝えられなくなったとしても、これまでのかかわりを通し、認知症の人の声なき声を大切にし、意思を支えるケアを実践することが求められていると考えています。

認知症の人の「幸せの範囲」を広げる視点

施設における認知症の人の緩和ケアで大切にしてほしいことは、認知症の人の「幸せの範囲」を広げる視点です。施設内では、どうしても安全重視や疾患管理の視点が強くなる傾向が看護師にはあります。リスク管理の視点も必要ではあります。しかし、人生の最晩年を過ごす場として、リスクはあっても尊厳を保つ。そして、「幸せの範囲」を広げる視点を持つことが、施設における認知症ケアの醍醐味です。

その人にとっての「幸せの範囲」を広げることは具体的にどうしたらよいのか、それを本人も交え、多職種とともに考えることが、認知症の人のスピリチュアリティを踏まえた緩和ケアにつながることになるでしょう。

当たり前のことを当たり前に行うことの大切さ

施設ケアに従事している皆さんの中には、"自分たちに緩和ケアは関係ない"と考えている人もいると思います。しかし、そんなことはありません。介助でないと食べられない自分、トイレで排泄できない自分を想像してみてください。どんなに恥ずかしく、つらいことではないでしょうか。自分で不自由なく生活を営めているときには、その苦痛を忘れてしまっています。食べること、排泄すること、身体を清潔にすること、口腔ケアを含めた整容、動くこと、笑うこと、そして、世間一般の人と同じような対応がとても大切です。それらのニーズが満たされていなければ、毎日が苦痛で、これがスピリチュアルペインとなります。

日々、丁寧に繰り返されるケアこそが緩和ケアの基本であり、スピリチュアルケアに値することを意識してほしいと考えています。

引用文献
1) 桑田美代子：第3章　高齢者が長期に療養する施設・病院においてケア管理実践として行うスタッフ教育，死を見据えたケア管理技術，p.20-24，中央法規出版，2016.

（桑田美代子）

2 施設の機能と特徴に合わせた緩和ケアの実際

認知症の人の「暮らしの場所」の選択を支える

認知症の診断直後から看取りの時期まで、認知症の人が、誰とどこで、どのように暮らしたいのか、その選択を支え続けることは認知症の人の尊厳とQOLを守る重要な支援です。しかしながら、認知症の人が暮らしている住まいや施設の機能や特徴について、よく理解できないまま暮らしの場所を検討していることはないでしょうか。"施設"と一緒くたに考えてしまいやすい高齢者施設には、それぞれ機能があり、特徴も異なります。

近年、医療機関以外の場所における死亡が微増傾向[1]にあり、内閣府の調査[*1]では、介助の必要性が高くなると現在の自宅での介助を希望する人が減少し、介護施設やケア付き住宅でも介護を希望する人が増加しています[2]。認知症の人を支える緩和ケアの実践には、認知症の人が暮らす場所を理解した上で本人に提案し、ともにライフプランを考えていくことが必要です。

*1
平成26年度 一人暮らし高齢者に関する意識調査

高齢者向け住まい・施設の機能と特徴 （表5-2-1）

1. 高齢者向け住まい・施設の根拠となる法律

介護保険施設には、①介護老人保健施設、②介護医療院、③介護療養型医療施設の3施設があり、介護保険法に基づいて運営されています。④介護老人福祉施設[*2]は、介護保険法および老人福祉法が根拠の法律です。

高齢者向け住まいと言われている、⑤養護老人ホーム、⑦有料老人ホーム、⑨認知症高齢者グループホームは老人福祉法、⑥軽費老人ホームは、老人福祉法と社会福祉法によって運営されています。また⑧サービス付き高齢者向け住宅は、2001年公布の高齢者住まい法によって介護・医療と連携して高齢者を支援するサービスを提供する住宅の確保を目的に創設[*3]されました。

急速な高齢化に伴って高齢者向け住まいが増加し続けており、また、入居

*2
特別養護老人ホーム

*3
都道府県知事の登録制度
（国土交通省・厚生労働省の共管制度）

者へのケアの面では医療処置への対応、認知症への対応、看取りの受け入れ・対応を実施する高齢者向け住まいが増えています[3]。

2. 住まいと生活を医療が支える新たなモデル

　2025年に向け、慢性期の医療ニーズに対応する今後の医療・介護サービス提供体制について、療養病床のあり方をはじめ、具体的な改革の選択肢の整理等を行うために、厚生労働省の検討会[*4]において対応方針が検討され、2018年から介護保険施設に介護医療院が追加されました[4]。

　介護医療院は、長期的な医療と介護のニーズを併せ持つ要介護高齢者を対象として、日常的な医学管理や看取りやターミナルケア等の医療機能と生活施設としての機能を持ちます。治療のために慣れない環境（外来や病院等）に移動する必要がないことや、暮らしを支えるスタッフが変わらないという特徴を持つ新たな施設であり、身体疾患を合併する認知症の人の暮らしを支えることが期待されています。

*4
療養病床・慢性期医療の在り方等に関する検討会

認知症の人の人生から見た
施設における緩和ケアの実際 （図5-2-1）

　認知症と診断されてから約20年、丁寧な日々のケアの継続によって98歳まで生きた、せつ子さんの話を紹介します。

①認知症発症後から自宅での暮らしの継続

　認知症と診断される3年前、せつ子さんは夫と友人を立て続けに失い、出かけることがめっきり減りました。心配した娘と同居することになりましたが、「早く死にたい」と1人で酒を飲み、「財布がなくなった。あなたが盗ったんでしょ？」と、娘に何度も同じことを聞きました[*5]。娘は、適切な対応がわからずせつ子さんを叱ってしまい、その罪悪感から自分を責めていました。

　ある日、受診した病院で認知症と診断を受け、アリセプト®錠の内服が開始になりました。専門家の助言で介護保険を申請し、デイサービスの利用を始めますが、せつ子さんは乗り気ではありませんでした。しかし、ある利用者に旧姓で呼ばれたことがきっかけで、送迎の車に乗るようになりました。戦後、尋常小学校で教員の補助として働いていたせつ子さんは、教え子だった利用者との再会によって、アイデンティティを取り戻していきました。

②認知症高齢者グループホームでの暮らしの始まり

　せつ子さんは、デイサービスに行くことを楽しみに暮らしていました。しかしある日、娘が終末期のがんと診断されてしまいます。自宅での暮らしの継続が困難なため、娘は施設で暮らすことをせつ子さんに提案しますが、「家にいたい。

*5
顕在化していた認知症の症状に適切なケアが届いていなかったため、認知症による痛みが続き、せつ子さんにはBPSD（物盗られ妄想や抑うつ状態）が出現していたのです。

表5-2-1 | 認知症の人が暮らしている高齢者向け住まい・施設の機能と特徴

	①介護老人保健施設	②介護医療院	③介護療養型医療施設	④介護老人福祉施設（特別養護老人ホーム）
根拠法	介護保険法第8条第28項	介護保険法第8条第29項	旧介護保険法第8条第26項 設置期限2024年3月末まで。介護医療院に順次転換	介護保険法第8条第22項、第27項 老人福祉法第20条の5
介護保険上の種類	介護保険施設（介護老人保健施設）	介護保険施設（介護医療院）	介護保険施設（介護療養型医療施設）	介護保険施設（介護老人福祉施設）
基本的性格	要介護高齢者にリハビリ等を提供し在宅復帰をめざす施設	医療の必要な要介護高齢者の長期療養・生活施設（Ⅰ型）重篤な身体疾患を有する者および身体合併症を有する認知症高齢者等（Ⅱ型）容体は比較的安定した者	医療の必要な要介護高齢者の長期療養施設	要介護高齢者のための生活施設
定義	施設サービス計画に基づいて、看護、医学的管理の下における介護および機能訓練その他必要な医療ならびに日常生活上の世話を行うことを目的とする施設	施設サービス計画に基づいて、療養上の管理、看護、医学的管理の下における介護および機能訓練その他必要な医療ならびに日常生活上の世話を行うことを目的とする施設	療養病床等を有する病院または診療所であって、当該療養病床等に入院する要介護者に対し、施設サービス計画に基づいて、療養上の管理、看護、医学的管理の下における介護その他の世話および機能訓練その他必要な医療を行うことを目的とする施設	入所者を養護することを目的とする施設
主な設置主体	地方公共団体 医療法人	地方公共団体、医療法人、社会福祉法人などの非営利法人等	地方公共団体 医療法人	地方公共団体 社会福祉法人
対象者	要介護者であって、主としてその心身の機能の維持回復をはかり、居宅における生活を営むことができるようにするための支援が必要である者	要介護者であって、主として長期にわたり療養が必要である者	療養病床等を有する病院または診療所であって、当該療養病床等に入院する要介護者	65歳以上の者であって、身体上または精神上著しい障害があるために常時介護を必要とし、かつ、在宅においてこれを受けることが困難な者（2015年4月より、原則、特養への新規入所者を要介護3以上の高齢者に限定）

（社会福祉法（厚生労働省 昭和26年公布

お墓は誰がみるの？」と意思を訴えます。そのため、娘の状況がせつ子さんにわかるように、家族は説明を繰り返しました。するとせつ子さんは、娘を心配そうに見ながら、「手術をするの？ 私は1人じゃなにもできないね……」「いつものところに行こうか」と、悩みながらも、母親としての意思で住まいを決定しました。ここで重要だったのは、認知症の経過を見据え、認知症高齢者グループホーム（以下、GH）が併設されているデイサービスを利用していたことでした。暮らす場所が変わることで生じるスピリチュアル的な痛みを、少しでも小さくすることができたのです。

GHでの暮らしでせつ子さんは、入居者たちが歌を歌うときにオルガンを弾きます。せつ子さんがオルガンを弾けることを、家族は誰ひとり知らなかったので、その力にとても驚きました。GHのスタッフは、その人の持てる力を引き出すケアを専門としており、トイレに歩いていきたいというせつ子さんのニーズが満たされるケアが継続されました。

③特別養護老人ホームでの暮らしの始まり

せつ子さんの家族は、いずれ訪れる最期のときをどのように過ごすのか、体調を崩しやすくなっていたせつ子さんの身体を心配し、医療とケアを同時に受ける

⑤養護老人ホーム	⑥軽費老人ホーム	⑦有料老人ホーム	⑧サービス付き高齢者向け住宅	⑨認知症高齢者グループホーム
老人福祉法第20条の4	老人福祉法第20条の6 社会福祉法第65条	老人福祉法第29条	高齢者住まい法第5条	老人福祉法第5条の2第6項
特定施設入居者生活介護	特定施設入居者生活介護	特定施設入居者生活介護	なし ※外部サービスを活用	認知症対応型共同生活介護
環境的、経済的に困窮した高齢者の施設	低所得高齢者のための住居	高齢者のための住居	高齢者のための住居	認知症高齢者のための共同生活住居
入居者を養護し、その者が自立した生活を営み、社会的活動に参加するために必要な指導および訓練その他の援助を行うことを目的とする施設	無料または低額な料金で、食事の提供その他日常生活上必要な便宜を供与することを目的とする施設	①入浴、排泄または食事の介護、②食事の提供、③洗濯、掃除等の家事、④健康管理のいずれかをする事業を行う施設	状況把握サービス、生活相談サービス等の福祉サービスを提供する住宅	入浴、排泄、食事等の介護その他の日常生活上の世話および機能訓練を行う住居共同生活の住居
地方公共団体 社会福祉法人	地方公共団体 知事許可を受けた法人	限定なし （営利法人中心）	限定なし （営利法人中心）	限定なし （営利法人中心）
65歳以上の者であって、環境上及び経済的理由により居宅において養護を受けることが困難な者	身体機能の低下等により自立した生活を営むことについて不安であると認められる者であって、家族による援助を受けることが困難な60歳以上の者	老人 ※老人福祉法上、老人に関する定義がないため、解釈においては社会通念による	次のいずれかに該当する単身・夫婦世帯 ・60歳以上の者 ・要介護/要支援認定を受けている60歳未満の者	要介護者/要支援者であって認知症である者（その者の認知症の原因となる疾患が急性の状態にある者を除く）

老人福祉法（厚生労働省　昭和38年公布）、介護保険法（厚生労働省　平成9年公布）、高齢者住まい法（国土交通省　平成13年公布）を基に筆者作成）

ことができる施設を考え、特別養護老人ホーム（以下、特養）を予約していました。

そして、特養に入居することになりました。入居時にスタッフが時間をかけてかかわり、環境の変化によるBPSDはほとんど生じることはありませんでした。しかし車いすに座って過ごすことが多くなり、「あいた、あいた（痛い、痛い）」と大きなため息をつくことがありました。円背に対するポジショニングや股関節の拘縮による痛みを取り除くケアによって、眉間のしわや大きなため息の回数が減少し、箸を用いて食事ができ、昔話の本を声に出して読むことができるようになりました。

98歳までの人生を歩んできたせつ子さんは、だんだんと食事がとれなくなり、意識障害が見られるようになりました。病院を受診した後、家族は特養での看取りを希望します。口から食べられるだけゼリーを食べたり、そばで手をさすってもらったりと、せつ子さんは家族との時間を1週間ほど持つことができました。また亡くなる前日の夜、入居時から生活を支えてきた介護スタッフは、手足が冷たくないように、寂しくないようにと添い寝をしました。次の日の午前中に、家族や特養スタッフの方に見守られ、せつ子さんは「生き切った」のです。

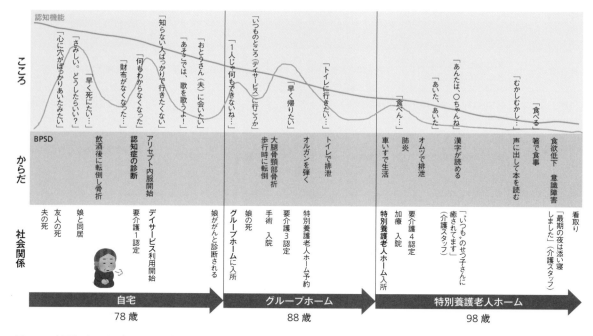

図5-2-1｜**認知症の人（せつ子さん）の人生から見た施設における緩和ケアの実際**

　施設の機能と特徴に合わせた緩和ケアの実際について、せつ子さんの人生を通して説明しました。緩和ケアは、看取りの段階で開始されるものでは決してありません。私たちが出会う認知症の人は、認知症とともに生きる長い経過の中で、さまざまな痛みを感じています。認知症の軌跡の中で生じる痛みを予測しながら、認知症の人への緩和ケアを、暮らしの場所を超えて支援し続けることが重要です。

引用文献
1) 厚生労働省：人口動態調査（2019）死亡の場所別にみた年次別死亡数百分率. https://www.e-stat. go.jp/stat-search/files?page=1&layout=datalist&toukei=00450011&tstat=000001028897&cycle =7&year=20190&month=0&tclass1=000001053058&tclass2=000001053061&tclass3=000001 053065&stat_infid=000031982745&result_back=1&tclass4val=0［2022.7.20確認］
2) 内閣府：平成26年一人暮らし高齢者に関する意識調査結果（全体版）. https://www8.cao.go.jp/ kourei/ishiki/h26/kenkyu/zentai/pdf/s2-5.pdf［2022.7.20確認］
3) PwCコンサルティング：高齢者むけ住まいにおける運営形態の多様化に関する実態調査研究報告書（令和2年度老人保健事業推進費等補助金　老人保健健康増進等事業分）. https://www.pwc. com/jp/ja/knowledge/track-record/assets/pdf/r2-s58-periodical-survey-of-elderly-residence.pdf ［2022.7.20確認］
4) 厚生労働省：介護医療院. https://www.mhlw.go.jp/kaigoiryouin/［2022.7.20確認］

（飯山有紀）

3 地域包括ケアシステムにおける緩和ケアの実際

地域包括ケアシステムと認知症

　日本では、諸外国に比べ非常に早く高齢化が進んでいます。戦後の第一次ベビーブームに生まれた「団塊の世代」が75歳以上となる2025年以降、医療・介護の需要がさらに増加すると考えられています。そのため、要介護状態となっても住み慣れた地域で自分らしい暮らしを人生の最期まで続けることができるよう、住まい・医療・介護・予防・生活支援が一体的に提供される地域包括ケアシステムの構築[1] が進められてきました。高齢化の進展状況は都市部・農村部等によって地域差が大きいため、それぞれの地域特性に合わせたかたちを創り上げていくことが重要となっています。

　高齢者世帯や独居世帯などが増加していく中で認知症の人を介護することが困難となったり、認知症の進行に伴うADLの低下・BPSDが起こったりすることで、自宅での生活が継続できなくなる場合があります。こうした際に、認知症の人の高齢者施設（以下、施設）への入所・入居が検討されることになりますが、施設に入所するということは、今までの生活環境・生活様式・周囲にいた人々や関係性が大きく変化することを意味します。そして、新たな環境への適応を迫られることは、リロケーションダメージによる身体的・心理的・スピリチュアル的・社会的な苦痛が生じる可能性がある転機でもあります。

　また、施設にはさまざまな種類・運営体制があります*1。ADLへの支援・医療提供体制・看取りの対応など、施設ごとに受け入れができる状況は異なっています。そのため、入所した施設での生活に慣れてきたとしても、医療処置の内容や看取りが近い状況となった場合に退所・転居しなければならない可能性もあります。認知症の人にとっては環境変化を最小限とすることが望ましいため、入所した施設でできるだけ長期に過ごすことができる支援や、予測される状態の変化を見据えた上で施設を選択できるような支援が重要となります。

＊1
詳細は前項を参照。

高齢者施設に入所している認知症の人への環境支援

『認知症高齢者への環境支援のための指針』（PEAP日本版3）は、施設に入所している認知症高齢者に対して環境支援を行うための指針です（表5-3-1）*2。施設だけではなく病院でも活用できる内容です。認知症では、日々の生活のしづらさにできるだけ配慮することが緩和ケアにつながります。表の考え方をヒントにしながら、認知症の人がもっている力を発揮し、五感で心地よさを感じられる生活のための環境支援を考えてみましょう。

*2
表の8つの視点を生活の場の課題や状況に応じて、取り組みやすいものから始めることが勧められています。

表5-3-1 | 認知症高齢者への環境支援 2)

各次元と考え方	中項目
Ⅰ　見当識への支援 環境の物理的・社会的・時間的次元の効果が、見当識を最大限に引き出す	1）環境における情報の活用 2）時間・空間の認知に対する支援 3）空間や居場所のわかりやすさ 4）視界の確保
Ⅱ　機能的な能力への支援 日常生活動作（移動、整容、排泄など）への援助において、日常生活上の自立活動を支え、さらに継続していく	1）セルフケアにおいて、入居者の自立能力を高めるための支援 2）食事が自立できるための支援 3）調理、洗濯、買い物などの活動の支援
Ⅲ　環境における刺激の質と調整 ストレスにならない刺激の質や、その調整	〜環境における刺激の質〜 1）意味のある良質な音の提供 2）視覚的刺激による環境への適応 3）香りによる感性への働きかけ 4）柔らかな素材の提供 〜環境における刺激の調整〜 1）生活の妨げとなるような騒音を調整 2）適切な視覚的刺激の提供 3）不快な臭いの調整 4）床などの材質の変化による危険への配慮
Ⅳ　安全と安心への支援 安全を脅かすものを最小限にするとともに、スタッフや家族の安心を最大限に高める	1）入居者の見守りのしやすさ 2）安全な日常生活の確保
Ⅴ　生活の継続性への支援 慣れ親しんだ環境と生活様式を実現する	1）慣れ親しんだ行動様式とライフスタイルの継続への支援 2）その人らしさの表現 3）家庭的な環境づくり
Ⅵ　自己選択への支援 物理的環境や環境の調整に関する施設方針において、個人的な好みやどこで何をするというような、自己選択がはかられる	1）入居者への柔軟な対応 2）空間や居場所の選択 3）いすや多くの小道具の存在 4）居室での選択の余地
Ⅶ　プライバシーの確保 ニーズに対応して、1人になれるだけでなく、他との交流が選択的にはかれる	1）プライバシーに関する施設の方針 2）居室におけるプライバシーの確保 3）プライバシーの確保のための空間の選択
Ⅷ　入居者とのふれあいの促進 社会的接触と相互作用を促進する	1）ふれあいを引き出す空間の提供 2）ふれあいを促進する家具やその配置 3）ふれあいのきっかけとなる小道具の提供 4）社会生活を支える

（ケアと環境研究会：認知症高齢者への環境支援のための指針PEAP日本版3，2005.を基に筆者作成）

認知症の人の日々の生活における緩和ケア

　認知症は、中核症状を中心として生活のしづらさを引き起こします。当たり前にできていたことが困難になることで、自分の生きている意味や自らの価値が薄れてしまう状況が生まれやすくなります。日常生活のしづらさに伴う苦痛を和らげるためには、中核症状をアセスメントし、毎日繰り返される生活を支える丁寧なケアが重要となります。普段からの会話・行動をよく観察し、どのような中核症状があるかを推測することが、適切なケアにつながっていきます。

1. 食事の支援

　認知症の人の食事が進まなくなった際に「認知症が進んだから食べられなくなった」と決めつけずに、まず身体的な要因がないかを確認する、中核症状による影響はどのようなものかをアセスメントする姿勢が大切です。また、心配するあまり、つい食事摂取量にばかり目を向けてしまっていないでしょうか。できるだけ認知症の人のもっている力を発揮してもらうために、身体機能に合わせた姿勢や中核症状に応じた介助の方法・食器・周囲の環境などを整え、食事が生活の中の楽しみとなるように支援していきましょう。

　摂食嚥下において先行期・準備期・口腔期は、中核症状の影響を受けやすいと考えられます（図5-3-1）。短期記憶障害や見当識障害があるときちんと食事をしたかどうかが曖昧になり、今この場所で食事を食べてもよいか不安を感じたり、逆に食べ過ぎたりするかもしれません。注意障害があると食べ物や食器に注意を向けることが難しくなり、食事を口に運ぶことに時間がかかるかもしれません。失行・失認では箸やスプーンの使い方に悩んでしまう、失語では好きな食べ物を伝えられないといったことが起きる可能性があります。このように、認知症があると食事動作そのものが難しくなるだけでなく、食事への意欲にも影響を与える場合があるため注意が必要です。

2. 排泄の支援

　排泄は、誰もが自分でしたいと感じている生活動作だと思います。排泄がうまくできないこと、他者からケアを

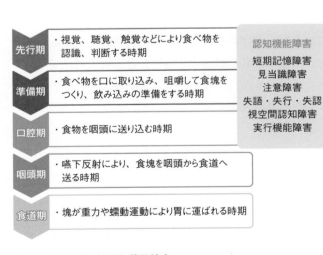

図5-3-1｜摂食嚥下と認知機能障害

先行期	・視覚、聴覚、触覚などにより食べ物を認識、判断する時期
準備期	・食べ物を口に取り込み、咀嚼して食塊をつくり、飲み込みの準備をする時期
口腔期	・食物を咽頭に送り込む時期
咽頭期	・嚥下反射により、食塊を咽頭から食道へ送る時期
食道期	・塊が重力や蠕動運動により胃に運ばれる時期

認知機能障害
短期記憶障害
見当識障害
注意障害
失語・失行・失認
視空間認知障害
実行機能障害

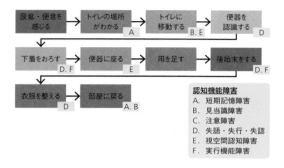

図5-3-2 | 排泄動作に関連する代表的な認知機能障害

受けることは、大変恥ずかしく自尊心が傷つくことにもなります。認知症の人の動作がゆったりしていると、自分でできるとしても、つい下着の上げ下ろしを手伝ってしまったり、何度もトイレに行こうとしていたら「またですか」と声をかけてしまったりすることがあるかもしれません。また、下剤・浣腸を使用する場合は本人の排便周期に合っているでしょうか。私たちのケアによっても、認知症の人に苦痛を感じさせてしまう可能性があります。そのため、認知症の人ができるだけ自分の力で排泄ができること、たとえ手伝うことになったとしても不快な思いをできるだけ感じさせない態度・ケアを常に心がけなければなりません。

　排泄動作を細かく見ていくと、排泄を1人で行うためには数多くの能力が必要です（図5-3-2）。認知症があると、こうした排泄動作の一部あるいは複数が難しくなります。短期記憶障害があると、不慣れな場所ではトイレの場所を覚えられない、見当識障害や視空間認知障害があるとトイレにたどり着けない、失認があると便器を認識できないといったことが起こり、その結果、トイレに間に合わなかったり別の場所で用を足してしまったりすることがあります。難しくなっている排泄動作に焦点を当て、中核症状に合わせた対応によって排泄に手を借りる場面が少なくなることが、苦痛の緩和にもつながっていきます。

3. 清潔の支援

　清潔を保つことは、皮膚・粘膜・毛髪の汚れを取り除くことで感染症などから身を守り、誰からもきれいと感じてもらえることで人としての尊厳を保つことにもつながります。清潔ケアには清拭・陰部洗浄・入浴介助などがあり、排泄の支援と同様に羞恥心が伴いますし、人前で肌が露わになることは不安にもつながります。苦痛や羞恥心に配慮する[*3]こと、言葉だけではなく認知症の人の非言語的な表現にも注目することで、清潔のためのケアが心地よいものとなるようなかかわりが大切です。

予防の視点と地域連携

　認知症の人が入院となる疾患には入院患者全体と比べて特徴があり、脳卒中、感染症、骨折・外傷など、加齢に伴う身体機能や恒常性の低下が影響しているものが多くなっています（図5-3-3）。このような身体疾患により入院

*3
すっかり冷めてしまったタオルでの清拭、勢いよくかけられるシャワー、ゆったりできず急かされる入浴など、私たちが気づかないうちに認知症の人がケアに伴う苦痛を感じている可能性もあります。

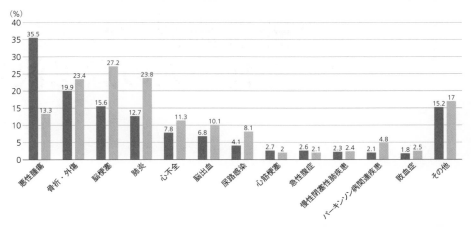

図 5-3-3 ｜一般病棟*に入院する患者全体における疾患と認知症を有する患者の疾患（複数回答）[3]

■患者全体　■認知症「あり」の患者　※地域包括ケア病棟、回復期リハビリテーション病棟含む
（平成26年度入院医療等の調査を基に筆者作成）

　となってしまうと、リロケーションダメージを負うことが考えられますし、治療過程において活動ができない状況が続くとADLが低下してしまったり、新たな医療処置が必要となったりすることもあります。できるだけ長い間、同じ施設で過ごしてもらうためには、認知症の人に起こりやすい身体疾患について、予防が可能なものは積極的に予防する視点が重要です。食事・排泄・清潔の支援を丁寧に行うことも、感染症や脱水といった身体疾患の予防に関連しています。また、訪問看護やかかりつけ医・訪問診療との連携により、定期的な体調管理を担ってもらうことや、いち早く異常の兆候を捉えられる機会をもつことも有効と考えられます。

　それでも、状態変化によっては別の施設へ転居しなければならないときがくるかもしれません。その際には、どのような認知機能障害があり生活にはどのような影響があったのか、また施設ではその人の生活をどのように支えてきたのかといったアセスメント・ケアに関する情報をつないでいくことが非常に大切です。もしも、施設間の情報のやり取りが不十分になってしまうと、これまで提供できていた個別的なケアが途切れてしまう可能性があるからです。認知症の人の日常生活上のケアに伴う苦痛を和らげるためにも、転居の際の適切な情報提供とケアの継続性を支えていく姿勢が求められます。

引用文献
1) 厚生労働省：地域包括ケアシステムの実現へ向けて.
（https://www.mhlw.go.jp/stf/seisakunitsuite/bunya/hukushi_kaigo/kaigo_koureisha/chiiki-houkatsu/）［2022.7.27確認］
2) ケアと環境研究会：認知症高齢者への環境支援のための指針 PEAP日本版3，2005.
3) 厚生労働省：平成26年度入院医療等の調査，中央社会保険医療協議会 入院医療等の調査・評価分科会資料（2015年11月25日），p.7，2015.

（立原怜）

4 高齢者施設における認知症の人の意思決定支援

集団生活だからこそ、日々のかかわりの中で認知症の人の意思を支える

　高齢者施設（以下、施設）は、集団生活の「場」です。慣れ親しんだ地域、住み慣れた自宅から施設に入所・入居してきます。多くの人は自分の家で過ごしたい、家族とともにいたいと望んでいると思います。しかし、独居や老老介護等の場合、その望みに応えることが難しい現状があるのも事実です。適応力が低下している認知症の人にとって、顔見知りの人がいない新しい環境に馴染むことはたやすいことではありません。

　しかし、施設には必ずケアスタッフが常駐しています。食事、排泄、入浴といった日常生活のケアでかかわることもできます。そのかかわりから、認知症の人の意思を支えることが求められます。

> **「できるだけ自分のことは自分でやりたい」意思を支える**
> 事例：Aさん（80代後半／女性）
> 診断名：アルツハイマー型認知症／既往歴：腰椎圧迫骨折（3年前）

1. これまでのAさんの生活・暮らし

　Aさんは、結婚後は専業主婦をしながら2人の娘を育て、30〜40代では洋裁など趣味の活動を楽しんでいました。人と話すのが好きで、友人も多かったそうです。60代のころは同居の姑を介護し、自身の両親も介護するため実家にも通っていました。夫も自宅で介護し、10年前に死別。その後は一人暮らしをしていました。7年前ごろより物忘れの症状が現れ受診、アルツハイマー型認知症と診断されます。自宅での介護は困難になり、長期療養型の施設に入居することになりました。

　長女は、「母はとても面倒見のよい人。きれい好きで、いつもきちんとしていました。60歳ごろからは姑や自分の両親、そして夫の介護で自分の時

間がなかったと思います。"私はできるだけ自分のことは自分でやりたい。人の世話にはなりたくない"と、口癖のように話していました」と、入居時に語っていました。

2. 入居してからのＡさん

　Ａさんは自分の名前は言えるものの、環境の変化に不安な様子が見られました。食事はムセなく自分で摂取できますが、周囲の音に反応して食べるのをやめてしまいます。着替えは、順番がわからなくなり手伝おうとすると、「大丈夫です」と断り、時間がかかっても自分で行おうとしていました。排泄はトイレでできることもあれば、失禁することも多く、「ズボンまで汚れていますから交換しましょう」と声をかけても「いいです！」「大丈夫です！」と強い口調で返答していました。結局、交換できず汚染されたままになっていることもありました。時折、尿や便が付着したパッドや下着をトイレの奥に置いたり、床頭台の奥にしまっていたこともありました。入浴は「昨日入ったから今日はいいです」と断ることが多く、歯磨きでは、歯ブラシなどを手渡しても持ったまま磨かずにいることもありました。

　歩行は独歩が可能でしたが、すり足で前傾姿勢、円背もあり、方向転換時は不安定な様子が見られました。夕方になると、「家に帰ります」「娘の食事の支度があります」とソワソワする行動が見られました。

3. 「できるだけ自分のことは自分でやりたい」意思を支える

　Ａさんは、歩行時の見守り、入浴時の支援や状況に合わせた適切な衣類の選択に介助が必要であることから、FAST[*1]はstage5、認知症高齢者の日常生活自立度はⅢaで認知症の重症度は中等度と考えられました。認知症の中核症状である記憶障害・見当識障害により、施設への転居という物理的環境の変化に対する戸惑いや混乱、不安を感じているように見えました。また、その混乱や不安、居心地の悪さが「安心していられる自宅に戻りたい」と出口を探して歩き続けるという行動につながっている可能性が考えられました。歩行状態や姿勢の不安定さから、転倒のリスクも高く、上記の中核症状に加え失行により、日常生活動作全般に介助が必要な状態でもありました。

　しかし、更衣や排泄のケア場面から、「できるだけ自分で行いたい」というＡさんの意思がわかりました。Ａさんの排泄行動の様子を観察していると、〈尿漏れ〉は、トイレに行くことを忘れる（記憶障害）、場所がわからない（見当識障害）、トイレに行きたいと訴えられない（失語）などの認知機能低下、前傾姿勢や円背、歩行機能の低下など身体機能の低下による尿失禁と考えました。共同生活の施設において、尿で汚した衣類をそのままにしていると、他の入居者が不快になります。もちろん、Ａさん自身にとっても心地よくは

*1
Functional Assessment Staging Test

ありません。しかし、Aさんにとって排泄のケアを受けることは、恥ずかしく自尊心に影響することです。Aさんは2人の娘の子育て、そして親や配偶者の介護をしてきた経験から、「できるだけ自分のことは自分でやりたい」「人の世話にはなりたくない」と考えていました。そのようなAさんにとって、介助を受けるという状況は、自分の役割を失い、自分の心の支えも失うことにもつながります。Aさんの「いいです」「大丈夫です」という言葉を、〈ケア拒否〉と判断するのではなく、Aさんの「できるだけ自分のことは自分でやりたい」意思なのだと受け止めることにしました。認知症の進行に伴い日常生活全般に援助が必要なAさんですが、Aさんの"自分で行いたい"という思い、そして、"できること"を大切にしたケアを行うことを看護職・介護職・リハビリテーションスタッフと話し合い、ケアの方向性を決定しました。その方向性を娘2人にも伝え、実践することにしました。

4. ケアの実際：行動に関心を寄せることで、Aさんの意思が見えてくる

　Aさんの行動に関心を寄せて観察していると、Aさんの意思が見えてくる場面がいくつもありました。

　あるとき、Aさんがトイレに入ったので、ドアの前で様子をうかがいました。音などから排泄や後始末が終わったのに、なかなかトイレから出てきません。"もしかしたら、ズボンが汚れて出てこないのかも"と想像し、着替えを準備しました。

> **スタッフ**：ドアをノックし、「Aさん、ズボンの替えをお持ちしました」（Aさんだけに聞こえるよう声をかけた）
> **Aさん**：「（穏やかな声で）ありがとう」
> **スタッフ**：「Aさん、入ってもよいでしょうか？」
> **Aさん**：「いいわよ」
> トイレに入ると、Aさんは汚れたズボンを持ち、下着だけの姿で立っていた。
> **Aさん**：「どうしたらいいのかわからないのよ」
> **スタッフ**：「お困りだったんですね」（Aさんの思いを想像して伝えた）
> **Aさん**：「そうなのよ」
> **スタッフ**：「温かいタオルで拭いたり、着替えるのを手伝ってもよいでしょうか？」
> **Aさん**：「いいわよ」

　Aさんに便座に座ってもらい、温かいタオルを渡すと自分で拭くことができ、できない部分のみ、Aさんの了解を得て手伝わせてもらいました。また、はきやすいように新しい下着とズボンを順に広げると、自分で足を入れ、手すりにつかまりながら立ち上がり、腰まで下着とズボンを引き上げることが

できました。Aさんは「さっぱりしたわね」と笑顔で言いながら手を洗い、ホールに戻りました。このことを通して、スタッフは、「やはりAさんは自分でできることはしたいと思っている。それに、自分でできることもまだあるんだと感じた」と語っていました。

　介護職と情報共有すると、Aさんの排尿間隔が3〜4時間であることがわかりました。スタッフは、小さな声で「お手洗い、行きませんか」と声をかけたり、Aさんがソワソワしたり廊下を険しい顔で歩いているときは、「トイレはこちらです」とさりげなく案内する対応を実践しました。その結果、衣類まで汚染する尿失禁は減り、Aさんが厳しい表情をする場面も減りました。

　そこで、排泄ケア以外でも「できることを奪わない」「できないことを求めて恥をかかせない」視点で、ケア方法を考えようとカンファレンスを開きました。Aさんの「できるだけ自分のことは自分でやりたい」という意思を支えるために、スタッフは何ができるのかを話し合いました。

　まず、Aさんのできることは何か話し合うと、Aさんの様子と同時にケアの工夫も出てきました。

- 食事は途中で止まることもあるけれど、「○○がおいしそうですね」と声をかけると食べ始める
- 入浴は、洗髪は途中で止まってしまい、こちらで洗ってもいいかと尋ねると「お願いします」と言われる。洗体はほとんどスタッフが行っているが、陰部は手すりにつかまり自分で洗うことができる。もう少しAさんができることがあるかもしれない
- 着替えは、時間はかかるけれどもズボンなどを順番に1つずつ広げて渡すとはくことができる
- 何事も時間がかかり、転倒のリスクもあるけれども、Aさんのペースを大切にし、できることとできないことを見極めながら見守り、その情報をスタッフ間で共有することが大切ではないか
- ケアを行う際は、「自分でやりたい」Aさんの意思を踏まえると、必ず声をかけ、Aさんの了承を得ることが大切なのではないか

という意見も出ました。実際、そうしたほうがAさんの協力も得られ、"できること"も見え、介助する部分も見えてきたと共有されました。

高齢者施設における認知症の人の意思決定支援で大切にすること

　意思決定支援については、治療や人生の最期をどこで迎えるかといったこ

とについて論じられることがしばしばあります。ただ、生きている限り、その前提には、"どのような生活を送りたいか"が必ずあるはずなのですが、その点については重要視されていないように感じます。どのような治療を受けていても、あるいは受けていなくても、そして、どのような状態であっても、まずは"生活"があります。たとえ本人が望まない場所だったとしても、どのような生活を送りたいと考えているのかを確かめ、ともに考える。ケアする者として、認知症の人の生活における意思を支えることが重要ではないでしょうか。そして、どこで生活を送るにしても、その人にとっての生活の質の維持と向上は、私たちの最大のミッションと考えます。

　"本人の意思を尊重する"とか"意思決定支援を行う"と言いつつも、"常に身体を清潔に""食事は全量摂取となるように""こちらでやってしまうほうが確実で安全で早い"と、ケアをする者のペースや価値観でケアを進めてしまう場合があります。しかし、それでは本人の意思の尊重にはつながりません。認知症の人の場合、認知機能の低下から日常生活を自分で営むことが難しくなります。だからといって、一方的にケアする者の価値観やペースで生活を営んでよいことにはなりません。生活をどのように送ってきたのか、送りたいと考えていたのか、あるいは考えていたと捉えるのか、ケアをする側は、本人に直接尋ねたり、生活の様子をよく観察し、想像し、考えてケアを行う、そして、そのケアの方法は本人にとってよかったのかどうかの評価が大切です。

　認知症の人は、"今まで当たり前にできていたことができなくなる"ことに直面しながら、不安と混乱の中で必死にもがいています。Aさんが汚れたズボンを持ちたたずんでいた姿は、まさに、どうしたらよいのかわからず、困り果てていた状況だったのでしょう。主婦で子育ても介護もしてきたAさんが、汚れたズボンをどう始末したらよいかわからない、その気持ちを想像する。スタッフの「お困りだったんですね」は、Aさんの思いを想像して出た言葉と言えます。認知症の人の不安と混乱を、できる限り想像し、時に言葉に出して確かめながら[*2]かかわる、その上でどうするかを本人に確かめながらケアを行うということが、本人の意思を尊重し、決定できるような支援となるのではないでしょうか。

　そして、認知症の人の意思を大切にしながらケアすること、それは看護職だけではできません。特に施設において介護職は、その人の生活全般を直接支援し、認知症の人にとって最も身近な存在です。生活を支援する端々から、本人の価値観やペースを捉えています。介護職との協働は、施設で生活をする認知症の人の意思決定支援に欠かせない、とても重要なことなのです。

（山下由香）

5 施設での看取りと緩和ケア

認知症の人と高齢者施設での看取り

　主たる死因が認知症であった高齢者が最期を迎えた場所に関する調査[1] では、1999〜2005年までは病院で死亡する認知症の人が多かったのですが、2006年より病院で死亡する率は減少し、一方で高齢者施設で死亡する率が増加、女性では2014年には施設での死亡が病院を逆転しています。また、自宅で亡くなる率は1999〜2016年の間、減少を続けています。このことから、進行した重度認知症の人が最期を迎える場所として、高齢者施設は一般的な選択肢となりつつあると言え、認知症の人の増加が続く今後もその傾向は続くと考えられます。

　最期を迎える場が病院であっても、在宅であっても、施設であっても認知症の人やその家族のニーズに応え、できるだけあらゆる苦痛を緩和することが、死が迫った認知症の人への緩和ケアの目標となることは変わりません。しかし、高齢者施設には病院とも在宅とも異なる点、施設「ならでは」のできることもあると思います。

　高齢者施設は生活の場であり、治療的な制約が少なく、住環境も家庭に近く、本人のやりたいこと、望むことをケアに取り入れやすい環境であると考えます。さらに、入居から看取りに至るまでの長い時間をともに過ごし、認知症が重度となって言語的なコミュニケーションが困難となってもその人の人となりを理解した職員からケアを受けることができます。

　筆者の経験でも最期を迎える場所に家族（代理意思決定者）が高齢者施設を選択する理由として「住み慣れた場所、スタッフに囲まれて穏やかに過ごしてほしい」と語られることがあります。実際に次のようなケースがありました。

施設入居時は、体調が悪化したときは病院に入院し、治療することを家族が望んでいたAさん（100歳、女性）が、肺炎にかかった。Aさんはほぼ寝たきりで認知機能が低下した状態であったため、家族に意向を確認し、家族の希望に沿って病院に入院。治療によって肺炎が治癒した後、施設に戻ってくることができた。

退院後、キーパーソンである息子から入院中のAさんの様子をうかがうと、「帰りたい」「さみしい」とずっと話しているので、どこに帰りたいのかよくたずねてみると、帰りたいのは入院前に過ごしていた高齢者施設であったとのことだった。施設での長い入居生活により、Aさんにとって施設が第2の自宅にも似た場所であり、安心して帰りたい場所となっていることに息子は気がついたそうだ。また、環境が変わることにより認知症の人に与えるストレスの大きさも感じたとのことだった。

この出来事は息子の施設に対する考え方に影響を与えたそうで、その後は、Aさんの体調が悪化した場合も施設でできる範囲の治療を希望し、病院への入院はしないこととなりました。このケースを通じて、認知症の人は自分が安心できる場所を知っていて、時として何かをきっかけに表情や言動などで相手に自分がいたい場所を伝えることができること、また高齢者施設は認知症の人にとって本当に新たな居場所となりうることを改めて感じました。

高齢者施設における認知症の人への緩和ケアの実際

先述した通り、どの療養場所においても、行われる緩和ケアは同様であると考えます。しかし、高齢者施設での緩和ケアに特徴的な点は、直接的に多くのケアを提供する職種が介護職員だということです。介護職員は日常生活援助のプロですので、緩和ケアにおいてもその技術を駆使して、認知症の人の残りの時間を支えることになります。看護職員は認知症の人のフィジカルアセスメントや吸引・投薬などを行いながら介護職員と協働します。生活相談員やケアマネジャーは家族の支援も含めてかかわります。

1. 食事について

認知症の終末期では、嚥下機能の低下、意識レベルや認知機能の低下により食事への興味や意欲が失われるなど、経口摂取が困難となることがよく出現する症状として挙げられます。介護職員を中心として、認知症の人の覚醒がよい時間帯に食事を提供できるように時間を調整したり、ポジショニングを工夫して飲み込みがしやすい体位を検討します。経口摂取がより困難となってきた場合、食事の提供をいつまで続けるのか、本人の食べようとする様

子があるか、家族の希望はどうかなどを考え、カンファレンスを行いながら食事中止の時期を検討します。食事を中止したとしても、元気だったときに好物だったものを誤嚥しない程度に味わってもらうなど、最期まで食べることの楽しみを持つようなかかわりを行う場合もあります。また、食事を摂ることはできなくても施設で行われる行事にベッドごと移動して参加するなど、ともに誰かと過ごす、賑やかさに触れる機会を提供できるのも施設での看取りのよいところかもしれません。

2. ベッドから離れる時間をもつこと

　重度に進行した認知症の人は、自力で移動することや起き上がることも困難になります。アルツハイマー型認知症は中等度までは歩行・移動は自立している人が多く、動くことができなくなってくる様子を見ると少しずつ看取りのときが近づいていることを感じます。自分の力ではベッドから起き上がることが難しくなった認知症の人に対し、高齢者施設では、適切な移動の介助を行い、使用する車いすをリクライニングやティルト式などに変更しながら離床をはかります。排泄に関しても、便座に座ることができるように補助具を使用しながらなるべくトイレで排泄できるように支援を行います。ベッドで臥床している時間が増えることで、排尿・排便がしにくくなり、尿路感染や便秘になりやすくなります。しかし、苦痛のない範囲で便座に座る支援をすることで排泄がしやすくなり、排泄がスムーズにできないことに関連した苦痛を和らげることにつながります。

　さらに症状が進行すると、工夫をしてもベッドから離れることが体力的に困難となってきます。自室で過ごすことが増える時期でもあるため、頻回に部屋に伺って声をかけたり、好みの音楽や香り、写真を飾るなど環境を整えることも、他者とのかかわりを保ち孤独を感じさせないためにできるケアではないでしょうか。

3. 痛みの緩和[*1] について

　ここでは介護職員が主たる直接ケアを行う高齢者施設での留意点を述べます。施設の方針にもよると思いますが、高齢者施設でも痛みを抱える認知症の人に対してオピオイド系の痛み止めを使用することがあります。認知症であり、かつ、がんに罹患し、がん性疼痛が出現している入居者の場合や末期の呼吸器疾患で呼吸苦が出現している場合などです。認知症の人の場合、言語的に痛みの訴えが難しいことで痛みの有無や程度を評価することが難しいこともあり、痛み止めを使用するタイミングをはかりにくい場合があります。フェイススケールやVAS[*2] などで主観的に痛みの程度を測定することも難しい場合があります。そのような場合は客観的に痛みを評価することになりま

*1
認知症の人の終末期で出現する痛みについては本書第3章 Step 2、3を参照

*2
Visual Analogue Scale

すが、介護職員と看護職員が協働して観察する必要があります。なぜなら、常時認知症の人の様子を見守っているのは介護職員だからです。「食欲の減退」「顔をしかめる」「うなり声をあげる」「バイタルサインの変化」など痛みがある場合に観察されるポイントをあらかじめ介護職員と共有し、痛みが強くなる時間や、動作を観察していきます。がん性疼痛の場合は定時でオピオイド系の鎮痛薬を用いることが多いと思いますが、レスキューを使う場合なども介護職員と連携し、「痛みが増強しているサインが見られたら、看護職員に連絡する」などの対応を決めておくと、速やかな除痛につながると考えます。

　疾患による痛みの出現のほか、身体を動かさないことによる関節拘縮や皮膚の菲薄化（ひはく）により、体位変換やオムツ交換など体を他動的に動かされるときに強い痛みや緊張を示すことも多くなります。また、骨も脆（もろ）くなっていくため少しの力で骨折につながる危険も増します。日常的なケアにより、認知症の人に人為的な苦痛を与えてしまう可能性を職員全体で共有し、十分に声かけをしてからケアを行う、強い力で無理に体を動かすのではなく、少しずつ緊張をほぐしながらケアを行うなど、皆で注意していく必要があります。

4. 最期を迎えるための準備

　施設の種別にもよりますが、高齢者施設では医師が常駐していない場合が多く、夜間などは看護職員も不在となる施設も多くあります。そのとき認知症の人を見守っているのは介護職員になります。あらかじめ死が迫った徴候[*3]を看護職員などの医療従事者が伝え、徴候に気がついたときにはいつでも連絡するように確認しておきます。また、「いつもと何か違う」という、職員の気づきは直感的ではありますが、的確に認知症の人の容体の変化を捉える場合もあるため、その際も遠慮なく連絡をするよう伝えておくと介護職員の安心にもつながります。

　高齢者施設では家族は認知症の人と離れて生活をしているため、状況が変化したときにはこまめに連絡をしておくことが必要です。認知症の人の予後予測は一般的に難しいとされていますが、より死が近づいた状況[*4]が見られた場合は、亡くなる日が近づいていることを隠さずに伝え、家族の心の準備をうながします。家族の中でも情報を共有してもらうように話し、キーパーソン以外の親戚・家族や友人など必要に応じて連絡をしておくように伝える場合もあります。亡くなる前に会わせておきたい人がいないか、亡くなった場合に着てもらいたい服や、対応してほしいしきたりや宗教的な配慮なども確認しておくと、いざというときに慌てず、お別れができるように感じます。

　家族が離れて暮らす高齢者施設だからこそ、こまやかに連絡をとり、少し

*3
死前喘鳴、下顎呼吸、チアノーゼ、橈骨動脈触知不能など

*4
意識レベルのさらなる低下、食事・水分をほとんど摂らない、尿量の減少、血圧の低下など

ずつ死を受け止めていけるように家族へもケアを行う必要があります。感染症が流行している場合などは難しいかもしれませんが、状況が許せば家族が施設に宿泊して認知症の人へ付き添いを行う場合もあります。

5. 死別後のケア

　認知症の人が亡くなったのち、医師の死亡診断や死後の処置を行うことになりますが、その際にも家族や職員とお別れの時間をとれるように配慮します。施設の方針はさまざまですが、親しい他の入居者との別れの時間を持つところもあるようです。死後の処置を行った後、施設から自宅や葬儀場に出発される際も、生前の本人・家族の希望に配慮します。筆者が勤めていた施設は、古くからの風習が残る地域だったためか、自家用車にご遺体を乗せ（死亡診断書は必ず携行してもらいます）、自宅にお帰りになるケースも多くありました。

　看取り後に遺族にグリーフケアを行うか、いくつかの高齢者施設に聞き取りを行ったことがあります。「デスカンファレンスに参加してもらう」「夏祭りなどの行事に誘う」「ボランティアとして協力してもらう」「手紙を書く」「葬儀・通夜に参列する」など、施設によってさまざまでしたが、本人が亡くなったあとも遺族の希望があれば施設とのかかわりを続け、気持ちに寄り添う配慮もされていることがわかりました。

＊＊＊

　高齢者施設で最期を迎える認知症の人は、今後、より増えていくことが予測されます。高齢者施設での看取りは人的・物理的に住み慣れた環境で過ごすことができることが特徴であると言えます。認知症の進行により自分の意思を伝えることが難しくなっても、できる限り本人・家族の希望をケアに取り入れ、苦痛の緩和をはかり、日常のケアを丁寧に行うことで、本人・家族が満足できるよりよい緩和ケアにつながると考えます。

引用文献
1) Koyama, T. et al. : Place of death trends among patients with dementia in Japan : a population-based observational study, Scientific reports, 9 : 20235, 2019.

（戸谷幸佳）

6 緩和ケアの視点で認知症の人を支える多職種連携システム

認知症の人を支えるための多職種連携

　生活の場である高齢者施設では病院とは異なり看護職より介護職の数が多い人員配置となっており、介護職が直接的な日常生活支援を提供することが多いのが特徴で、多職種によるチームでのケアが基本となります。そのため、認知症の緩和ケアにおいては多職種間の連携・協働は欠かせません。その人の症状緩和、スピリチュアルペインへの対応において、言葉でうまく表現することが難しくなる認知症の人だからこそ、かかわるすべての職種が日々の暮らしの中でのその方に向き合い、変化に気づき、ケアや対応について柔軟に検討できることが求められます。また、それらの対応を施設において多職種チームで行うためにはさまざまな"仕組み"が必要です。

　本項では、緩和ケアの視点で認知症の人を支えるための多職種連携の仕組みについて具体例を交えて概説します。今一度、認知症の人が1人の人として周囲に受け入れられ、尊重され、大切にされるケアのための多職種連携について考えていただければと思います。

生活の場において多職種で認知症の人を支える仕組み

1. 認知症の人の視点でケアを見出すツールの活用

　認知症の人に適切なケアを多職種で提供するためには、その人についてよく知ることが重要です。生活の場である施設だからこそ、健康状態、これまでの生活の歴史、価値観、習慣、喜び、誇りなど、これまで生きてきた時間のすべてを理解できる情報が求められます。そして、その情報を基に多職種でケアプランを立案し支援します。

　情報を得るためのツールは多岐にわたり、施設ごとに工夫して活用されていると思いますが、その情報から緩和ケアのための包括アセスメントができ

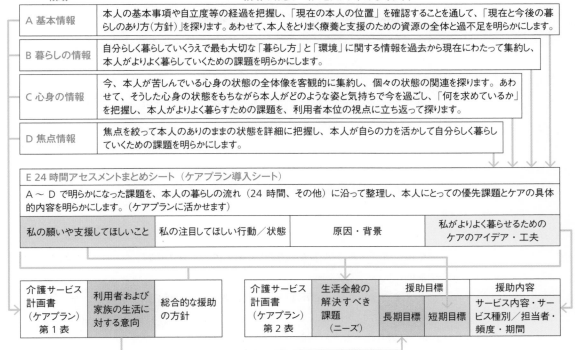

領域	領域のねらい（アセスメントのポイント）
A 基本情報	本人の基本事項や自立度等の経過を把握し、「現在の本人の位置」を確認することを通して、「現在と今後の暮らしのあり方（方針）」を探ります。あわせて、本人をとりまく療養と支援のための資源の全体と過不足を明らかにします。
B 暮らしの情報	自分らしく暮らしていくうえで最も大切な「暮らし方」と「環境」に関する情報を過去から現在にわたって集約し、本人がよりよく暮らしていくための課題を明らかにします。
C 心身の情報	今、本人が苦しんでいる心身の状態の全体像を客観的に集約し、個々の状態の関連を探ります。あわせて、そうした心身の状態をもちながら本人がどのような姿と気持ちで今を過ごし、「何を求めているか」を把握し、本人がよりよく暮らすための課題を、利用者本位の視点に立ち返って探ります。
D 焦点情報	焦点を絞って本人のありのままの状態を詳細に把握し、本人が自らの力を活かして自分らしく暮らしていくための課題を明らかにします。

E 24 時間アセスメントまとめシート（ケアプラン導入シート）

A〜D で明らかになった課題を、本人の暮らしの流れ（24 時間、その他）に沿って整理し、本人にとっての優先課題とケアの具体的内容を明らかにします。（ケアプランに活かせます）

私の願いや支援してほしいこと	私の注目してほしい行動／状態	原因・背景	私がよりよく暮らせるためのケアのアイデア・工夫

介護サービス計画書（ケアプラン）第 1 表	利用者および家族の生活に対する意向	総合的な援助の方針		介護サービス計画書（ケアプラン）第 2 表	生活全般の解決すべき課題（ニーズ）	援助目標		援助内容
						長期目標	短期目標	サービス内容・サービス種別／担当者・頻度・期間

図5-6-1｜「センター方式」シートの全体構成

（認知症介護研究・研修センター：認知症の人のためのケアマネジメント　センター方式）

る情報が得られるか、また、それらをケアに反映しているか、という視点で一度見直してみてください。大切なのは本人視点で情報が得られているか、その情報が具体的なケアプランにつながっているか、だと思います。

　多職種チームで情報を収集するツールとして「認知症の人のためのケアマネジメント　センター方式」（図5-6-1）を紹介します[*1]。これは"本人視点"で暮らしやケアを考えることを目的とした記録用紙（シート）です。本人・家族を含めた関係者で一緒にシートに記入していくことで、個別で具体的なケアプランと実践を生み出していきます[1]。「その人らしいあり方」「安心・快」「自分の力の発揮」「安全・健康」「なじみの暮らしの継続」という 5 つの視点をもって情報収集やケアプランを組み立てるため、利用者の 24 時間の生活の流れに沿って全体的な課題やケアプランが集約できます。このようなツールの活用も参考にしてください。

2. 多職種で話し合うためのカンファレンスの活用

　情報からケアプランを立案する際、認知症の人に何か気になることがあったときなど、些細なことでも多職種間で共有し、話し合うことができる仕組

*1
全 16 枚で構成されるシートに情報を記載・整理していき、その人らしさを理解します。シートは 1 枚から活用可能で、施設で使用している他のツールとの併用もできます。

みが必要です。カンファレンスという場の活用など、多職種が一堂に会しての話し合いの場を定期的にもつ仕組みがあるとよいでしょう。カンファレンスでは効率的かつ効果的な話し合いがなされるために工夫が必要で、次のことに留意されるとよいと思います。

〈カンファレンスの留意点〉

- 目的を明確にする：ケアプラン立案、原因不明の様子の情報共有、ケア検討等
- 記録用紙を活用する：「センター方式」「BPSD気づき質問票57項目版（BPSD-NQ57）」等
- 自由に意見が出せる雰囲気づくりを心がける
- 司会が話し合いを促進する

情報収集ツール（「センター方式シート」の「心身の情報」シート）[2] を活用した検討例

　言葉でうまく伝えられない認知症のAさんが、鏡の前で怒っていた。「何に苦しんでいるのか」「本人はどう思っているのか」を、心身の情報シート（図5-6-2）に書き込みながら苦痛の原因を探り、検討した。

　本人の姿を思い出しながらシートの項目にある「私の姿です」の絵を描くとき、Aさんについて見ていなかった、捉えていなかった点が見つかり、多職種で書き込むうちに自分が知らなかったことも共有でき、そこからAさんの苦痛、求めていることを推察し、支援のヒントを得た。

---

3. 認知症の人の変化をケアの見直しにつなぐ"気づき"の意識化

　認知症の人の生活の様子から「あれ、いつもと違う」「言葉では言えないけど、何かが違う」と、直感的に異変に気づき、重篤な状態に陥ることを回避できた経験はないでしょうか。認知症ケアにおける"気づき"の明らかな定義はないようですが、実践現場の中では介護スタッフをはじめ多職種が高めるべき要素とされています。"気づき"のためには情報を基とし、その事象に対して興味・関心を有していることが前提条件となるともいわれています[3]。多職種チームで"気づき"の大切さを意識し、些細なことでもスタッフ同士で話せること、その"気づき"を多職種で共有し複数の目で観察する、カンファレンスで検討する等の行動につなげるという多職種間の風土や仕組みがあることで、認知症の人の苦痛が緩和されることにつながります。

4. 家族とのつながりを保つ

　施設に入所・入居（以下、入居）するに至った経緯は人それぞれですが、

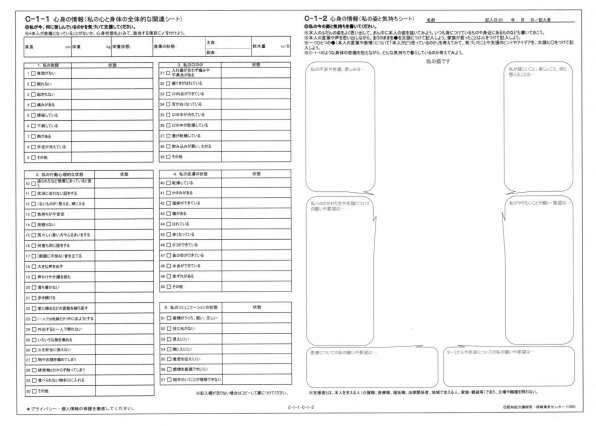

図 5-6-2 | 心身の情報について整理するシート（「センター方式」シートより、一部改変）

（認知症介護研究・研修センター：認知症の人のためのケアマネジメント　センター方式）

介護をしてきた家族が入居させたことによる負い目を感じている場合もあります。物理的に距離が離れてしまっても心のつながりがあるということを伝えつつ、本人と家族とのつながりが途絶えないようなかかわりを続ける体制[*2]をとっていくことは本人・家族にとって大切です。

＊2
面会の方法、ケア内容や生活の様子を伝えるなどの家族と対話できる場の設定、家族からの声を受け取るツール等、本人と家族のつながりを途絶えさせない、また、自分たちのケアの質を高める声を家族からいただくような仕組みがあるとよいと思います。

標準としてきたケアを多職種で見直す
―― 「標準的なケア体制」を「個別性を尊重したケア」にする取り組み

　各施設で当たり前に行われているケアがその人の希望に合っていない、苦痛を与えているケアになっている場合はないでしょうか。例えば、車いすのままでの食事、衣服の汚れを避けるためのエプロンの装着、他の入居者と入らざるを得ない入浴などです。生活の場である施設で認知症の人が苦痛なく、その人の尊厳を保ち続けるために、本人の視点に立ってケアを見直してみることも必要です。標準的になされているケアに自身が感じた違和感を「施設

だから仕方ないこと」と、そのままにせず、その人の視点に立ち、個別性を尊重したケアにできるよう取り組んでいく**姿勢**が必要です。

　ケア体制を変えていくことは簡単ではないかもしれませんが、日々繰り返し行うケアがその人にとってどうなのか、と問いながら変革の意識をもつことも必要だと思います。体制の変更はチーム全体で取り組まなければ実現しないことですから、まずは現状を把握し、施設の体制も考えた上で実現可能な方法を多職種とともに考えるよう行動していきましょう。

　以下の例は、筆者が見学した施設での取り組みです。この施設では「日常生活のケアを見直してみよう！」というコンテストを開くなどして多職種で楽しく"本人視点での改善"に取り組んでおられました。

〈個別性を尊重した多職種による取り組みの例〉

- ●食事：前かけやエプロンがなくてもよい**姿勢**の保持、食事姿勢（90度座位）を保つための椅子、足台、クッションの工夫
- ●椅子：個人に合わせた高さ、柔らかさ、ひじかけあり／なしなどの選択
- ●入浴：好みの湯加減、入浴方法を選んで好きな時間に入れる工夫
- ●排泄：日中はポータブルトイレを使わずトイレを使用する　　　　など

療養の場の移行時には地域との連携でケアをつなぐ

1. 入居時の連携

　認知症の人は住み慣れた場所から馴染みのない場所への転居などにより、環境が変化することで心身にストレスがかかる場合があります。適切に支援できなければさまざまな苦痛を生むため、事前に情報を得て次のように準備し、入居時にストレスを最小限にする支援の仕組みがあるとよいでしょう。

〈入居前〉

- ●関係機関との連携により情報を得る
- ●前施設や関係者からの情報収集、本人・家族との面接、家屋訪問
- ●情報提供シートに記載がない情報は直接尋ねて詳細を知る
- ●ケアプランを立て、環境調整：環境を整え、支援方法を検討・共有

〈入居後〉

- ●入居後1週間程は24時間の行動や言動を詳細に多職種で記録し評価、ケアプランに反映する

2. 入居施設と病院・在宅・他施設等との連携、地域の資源の活用

　治療を受けるために病院へ入院する、他の施設へ移る、施設から在宅へ戻るなど、認知症の人が暮らしの場を移すことがあります。その際にはこれま

*3
認知症看護認定看護師、老人看護専門看護師などが所属している施設では相談できる体制にあるかもしれません。

でのケアが途切れないように丁寧に引き継ぎましょう。特に治療の場である急性期病院は認知症の人にとってさまざまな苦痛を生じやすい場です。また、さまざまな意思決定がなされる場でもあります。その人のことを最もよく知る施設側から積極的にアプローチし、その人の苦痛を最小限にするようはたらきかけていきましょう。看護サマリー等の記録物では伝わりきらないケアは直接、看護師同士でやりとりできるとよいと考えます。

施設側では「病院は気後れする」と感じておられるかもしれませんが、施設で暮らしている人のことを最もよく知っているのは、その施設の多職種です。自信をもってはたらきかけ、専門的知識をもつ専門家*3を地域の資源と捉え、活用していきます。そのためには、日ごろから地域の勉強会などに参加し、顔の見える関係性をつくるとスムーズになります。

> **急性期病院—施設の相談員との連携で筆者が経験した事例**
> 施設から誤嚥性肺炎で入院した、認知症のあるＡさん（90代女性）。肺炎は改善したが、食事摂取が進まない。施設の相談員に連絡し、これまでの摂取状況を尋ねたところ、食器やスプーンの工夫、介助方法について詳細に教えてもらった。その結果、食事摂取が進み、施設に退院することができた。

緩和ケアの視点で認知症の人を支える多職種連携には、連携のための教育、マネジメントが必要であることは言うまでもありませんが、大切なことは認知症の人に専心できる心があること、そして多職種が互いを大切に思い合える普段の関係性、コミュニケーションが基盤であると考えます。

引用文献
1）認知症介護研究・研修センター：認知症介護情報ネットワーク，認知症の人のためのケアマネジメント　センター方式. https://www.dcnet.gr.jp/study/centermethod/center01.php［2022.7.20確認］
2）認知症介護研究・研修センター：認知症介護情報ネットワーク，認知症の人のためのケアマネジメント　センター方式，C-1-2心身の状態.（前掲1）. トップページ＞シート集＞C-1-2心身の状態）［2022.7.20確認］
3）山口晴保監修，松沼記代編集：明日から使える！高齢者施設の介護人材育成テキスト，中央法規出版，p.34-39，2017.

参考文献
・公益社団法人日本看護協会編：介護施設における看護，介護施設の看護実践ガイド 第2版，医学書院，p.Ⅶ-Ⅹ，2018.
・藤生大我，内藤典子，滝口優子，他：BPSD予防をめざした「BPSD気づき質問票57項目版（BPSD-NQ57）」の開発，認知症ケア研究誌，3，p.24-37，2019.

（原田かおる）

言葉で訴えることが難しい人の生活を支援する

事例：前頭側頭型認知症の人の生活における苦痛の緩和と血糖管理への応用

● Aさん（80代前半男性、有料老人ホームに入居している）

3年前に前頭側頭型認知症と診断された。糖尿病治療のための週1回の皮下注射と、日常生活では特に排泄や入浴への支援が必要だったが、介助を嫌がられることで十分なケアができず、何度か尿路感染を起こし、入院となってしまった。

認知症の緩和ケアのための包括アセスメントとケアプラン

Step1：認知症の人に、痛み・苦痛・つらさの程度と本人の思いを聴く

Aさんは歩行や常食の摂取が可能ですが、言葉による訴えは難しい状態でした。また、「物事を始めるまでに非常に時間がかかる」ことや、「服を着たまま浴槽に入る」「排泄や入浴の介助を行う際に触れられることを嫌がり、介護者を払いのける」といった行動がありました。

几帳面だったAさんにとって、排泄・清潔にケアが必要な状況は、大変苦しいものであると思われます。またその結果、保清が不十分となり、尿路感染を起こしてしまうことはAさんにとってのさらなる苦痛につながると考えられました。

Step2：認知症の人の痛み・苦痛・つらさの原因をアセスメントする

Aさんの行動から中核症状として、実行機能障害、脱抑制、短期記憶障害、失語があると考えられました。日常生活動作が思ったようにできないことに加え、困りごとを伝えられないため、生活

上の失敗が続き、自尊心が傷ついているとも思われます。加えて、血糖コントロールが悪いことや清潔を保つことが難しいため、尿路感染を繰り返すリスクが高い状態でした。

Aさんは肌の露出があるケアを特に嫌がることが多かったためケアの方法をカンファレンスで確認すると、Aさんにとって嫌な時間が長引かないように手早く行うことを優先していました。そのため、介護者の言葉が届かない状況で提供されるケアにAさんが安心できておらず、羞恥心への配慮も不十分になっている可能性が考えられました。

そして、血糖管理のための注射が定期的に実施できない状態が続けば、将来的に糖尿病の合併症（糖尿病神経障害・糖尿病網膜症・糖尿病腎症など）を起こして生命予後を縮め、生活上の苦痛が増す可能性が高まると予想されます。

Step3：アセスメントに基づいたケアの優先順位を決める

Aさんは糖尿病の合併症はなく、週1回の皮下注射を安定してできないことで高血糖のリスクはあるものの、長期的な血糖管理には猶予があると考えられました。そのため、家族・かかりつけ医・訪問看護師・介護職など多職種で相談の上、まずは排泄・入浴がうまく進まないことやケアに伴う苦痛を緩和することに焦点を当て、定期的な皮下注射の実施に応用していくこととなりました。

Step4：アセスメントに基づいたケアプランを立てる

Aさんは実行機能障害により行動がスムーズに行えなくなっていたため、行動のきっかけをつくるかかわりを実践しました。ただ、それでも排泄や入浴には介助が必要な場合が多いと考えられました。言葉でのコミュニケーションは困難である

ため、ケアの際に介護者に触れられることへの抵抗感を軽減させ、安心感をもってもらう方法を考えました。こうしたケアの工夫を、皮下注射の介助にも応用しました。

実践したケアのポイント・多職種等でのかかわり方

Step1：認知症の人に、痛み・苦痛・つらさの程度と本人の思いを聴く

認知症の人は病期の進行に伴い、言語的コミュニケーションが徐々に障害されていきます。Aさんの場合、失語のため言葉によるコミュニケーションはほとんどできない状態でした。こうした状況では、非言語的なメッセージ（表情・行動・受けたケアに対する反応、以前の生活の様子など）から認知症の人が感じていることを想像する姿勢が大切です。

妻からは、「（Aさんは几帳面な性格であったため）排泄・清潔の支援を受けなければならない今の状況は、大変苦しいことではないか」と聞きました。

Step2：認知症の人の痛み・苦痛・つらさの原因をアセスメントする

まずは前頭側頭型認知症の診断を参考に、Aさんの生活場面からどのような中核症状があるのかをアセスメントします。「物事を始めるのに時間がかかる」「服を着たまま入浴する」「トイレから立ち上がれない」などの行動の共通点を考えると、日常生活動作を順序よくつなげることが難しくなっており、実行機能障害の影響があると考えられました。

また言葉として意味のある発語がみられない、介護者の言葉が理解できていない、文字・絵を読み取れないなどから、失語もあるようでした。これは、たとえAさんが不本意なケアを受けていても、自分の言葉で訂正したり要望を伝えたりすることができないことを意味します。介護者はAさんにとってよかれと思って手早くケアを行うようにしていましたが、言葉の理解が難しいことで、

Aさんは「了承なしに・突然にケアが始まる」と感じている可能性があります。不安や羞恥心への配慮がおろそかになっていたかもしれません。不快なケアは我慢せず表現できることから脱抑制が、毎回のケアが初めてのような反応からは短期記憶障害があると考えられました。

一方で、Aさんは触れられることを嫌がっていましたが、背部に触れられることは比較的受け入れられていました。手足の感覚は背部に比べて敏感であるため、介助の際に急に触れられるとより抵抗感を強めてしまう可能性があると考えられました。

Aさんには糖尿病がありましたが、内服と週1回の皮下注射でコントロールが可能でした。しかし、血糖の変動が大きいと、将来的に糖尿病の合併症（前述）を起こす可能性が高くなります。長期的な視点で考えたときに皮下注射が定期的にできないことは、Aさんの生活における新たな苦痛の出現や生命予後を短くすることにつながると予想されます。

Step3：アセスメントに基づいたケアの優先順位を決める

ケアの優先度を決める際には、関係する多職種で話し合うことが大切です。特に医療面に関連するケアが含まれている際には、生活や生命予後へどの程度の影響があるか慎重に検討し、対応を考えることで、将来起こる苦痛の予測・回避につながります。

Aさんは病院から退院する際に、糖尿病の治療のため週1回の皮下注射が導入されました。入院中から皮下注射を安全に、確実に行うためには複数名のスタッフで対応する必要がありました。Aさんの皮下注射への協力が難しい状況について、施設のスタッフだけではなく家族・訪問診療医・訪問看護師とも相談し、早期にケア方法を見つけていくことを共有しました。

また、Aさんは特に排泄・清潔のケアを嫌がられていたため、こちらについても検討が必要でした。皮下注射の機会は週1回であり、ケアを試行

錯誤する機会が少ないため、毎日の排泄・清潔ケアのほうがAさんに受け入れられる方法を見つけやすく、そのケア方法を皮下注射にも応用できればと考えました。そこで、まずは排泄・清潔の支援に伴うAさんの苦痛の緩和に焦点を当て、ケア方法を探っていくこととなりました。

Step4：アセスメントに基づいたケアプランを立てる

Aさんの中核症状（短期記憶障害・実行機能障害・脱抑制・失語）から、①安心感をもってもらうこと、②行動が進むきっかけをつくることを目標としてケアプランを考えました。

失語によりAさんは言葉によるコミュニケーションが難しいのですが、短期記憶障害・脱抑制により抵抗感があるケアは率直に嫌がります。そのため目標①では、触れようとする介護者がAさんの視界にきちんと入る、介助の際は背部に触れてから徐々に手足に触れてみる、特に清潔ケアの際の羞恥心を和らげるため体をタオルで覆うようにすることに気をつけました。皮下注射時もこのケアの目標を参考に介助しました。

Aさんの場合、日常生活動作の困難さに大きく影響しているのは実行機能障害と考えられました。目標②は、Aさんがどのように動けばよいかわからなくなってしまった際に、介護者が次にすることを代行することで、Aさんがしたいと考えている行動につながりやすくするものです。例えば

「食事の始まりに箸を渡す」「トイレに座ったまま動くことができないときに水を流す」といったことです。また、介護者がしてもらいたい行動は、言葉だけでなくボディランゲージでも伝えることにしました。

ケアを工夫した結果

ケアプランに沿ってケアを工夫したところ、便器から座る・立つことなどに時間がかかるもののAさんはトイレで排泄できることが多くなりました。清潔ケアは部分清拭から試行し、退院までには看護師1名の支援だけでシャワー浴をすることができました。それでも、Aさんはケアを嫌がることがありましたが、家族や施設のスタッフに比較してもらうと、入院前と比べてケアによる不快感は少なくなっているようでした。また、目標①のケア方法を応用することで、皮下注射の際にもAさんが過度に動くことはなく、安全に注射を行うことができました。

ケアに一定の効果があると確認できたため、今後もAさんが少しでも安心して生活を送ることができるよう退院前のカンファレンスを設けました。病院で試してみたケア方法を地域の支援者と共有し、施設で実現可能な方法を一緒に検討した上で、Aさんは退院となりました。

（立原　怜）

語り合えない家族の苦痛

認知症の利用者の家族が抱く精神的・社会的痛み

　私の所属する慢性期施設には、多くの認知症の人が入所し、最期を施設で迎えます。そのときを迎えるまでに、認知症でないならば、家族は本人の苦しみやつらさを言葉として聞くことができ、一緒に泣き、語り合うことができるかもしれません。しかし、認知症の利用者は、面会に来た家族の名前さえ忘れ、昔とは違う人格になり、認知症を発症してから、「家にいたいのに」「何を言っているの」「トイレに行きたい」等の意思を伝えられず、家族との永遠の別れを迎えるのです。認知症の症状により互いに語り合えていないことで、家族が本人の意思を確認できず、「これでよかったのか」という苦痛・苦悩だけが取り残されていることを、時として感じます。

　私が、師長になったばかりのころのことです。認知症のある90代の女性Aさんが入院してきました。認知症の症状が徐々に進行すると、毎日面会に来る娘さんの名前を忘れ、大好きだったアイスも食べなくなり、「わからないの？」「もっと食べて」「なぜ、食べてくれないの」と、娘さんはいら立ちや戸惑いを隠すことなく、Aさんへ投げかけていました。

　娘さんは次第に「母がいつか、いなくなるのもわかっています」「母は私をどう思っているのでしょうか」と母親を失うことを意識した言葉を語るようになりました。その後、Aさん本人は怒ったり笑ったりすることも少なくなり、傾眠がちとなる日々が続きました。最期のときまで、母親を失う現実に対して、あきらめや不安の言葉を繰り返す娘さんがいました。私は、娘さんの言葉をただひたすら聴き、ともに泣くことしかできませんでした。しかし、最期には、娘さんは母親に向かって「もう、眠っていいよ」と、そっとつぶやきました。娘さんは、残される自分の悲しさ、母親を失うことへの不安を抱えながら、母親からの返事がないまま、最期のときを迎えたのでしょう。

家族が抱くスピリチュアルペインに対するケア

　緩和ケアにおいてはスピリチュアルペインに対し、医療者は患者の苦痛を理解し、共感的態度で継続的にかかわることが大切といわれていますが、この事例から、認知症の利用者と語り合えない家族もまた、同じような苦痛を感じていると思うのです。

　スピリチュアルペインを完全に取り除くことは難しいとされています。しかし、認知症の利用者をもつ家族の苦痛緩和のために、この苦痛を意識して話を聴き、私たちが家族とともに揺れ動くことで、利用者が認知症を発症してから亡くなるまで介護してきた日々を、家族を失った後も振り返ることができる手助けになるのではないでしょうか。

（辻村尚子）

うつ状態になった家族への支援
訪問看護師の体験記

「家族のケアを他者に委ねる」意思決定に寄り添う

90代で認知症と肝臓がん終末期となり、自宅退院したAさんとその家族の事例を紹介します。

がんによる症状はコントロールできていましたが、腫瘍が破裂するリスクがありました。認知症の中核症状としては記憶障害と見当識障害があり、行動・心理症状はありませんでした。主介護者はうつ病の既往のある息子です。支援者（訪問看護師）は、「いつ急変するかわからないため、自分が何でもしてあげたい」という息子の思いに寄り添い、できるだけ息子が介護できるよう見守りました。しかし「洗濯機を何回も回す。仕方ないとは思っているけど、何回もされると怒ったりして大変」と息子の疲労が見られるようになりました。

このままでは共倒れになると考え、残された時間を考慮した上でケアマネジャーなどチームで連携し、労いの言葉をかけながらも、今はサービス利用の選択肢を増やすことが大切ではないかと息子に伝えました。その結果、ショートステイを利用することになりましたが、直前になり、Aさんが「行きたくない」「家にいたい」と息子に訴えました。「本人が嫌なことはしたくない」といったん保留になりましたが、次第に息子は食事も入浴もできず、何もやる気がでないうつ状態になってきました。

このため支援者がAさんに息子の状況を話すと、「息子のためなら行く」と気持ちの変化が見られました。息子にAさんの言葉を伝え、再びショー

トステイの利用を勧めましたが、「自分のために我慢させているのではないか」「利用中に急変したら後悔する」という気持ちの揺れがあるようでした。

息子の揺れる思いに寄り添いながら、息子自身が意思決定するまで待ちました。その後、息子自身が利用することを決め、その決断により少しずつ心身が回復し、Aさんも在宅での生活を続けることができました。

ともに悩みながら家族が安心できる支援者となる

認知症である"その人"を受容していても、"その人"がどんなに大切な存在であっても、症状と付き合う中で怒りを感じる、睡眠時間が削られるなど、心身ともに疲労してしまう家族は多くいます。他者に介護を委ねることへの罪悪感を持ち、自分がやるしかないと抱え込む方もいます。

この事例では、家族の変化に気づき、思いを聴き、寄り添ったことで信頼関係が構築されました。支援者が家族にとって「信頼して委ねられる者になる」ことができたこと、ともに悩みながら「他者に委ねる」という家族の自己決定を支えたことが、行動変容につながったと考えます。在宅でともによい時間を過ごすためには、利用者と家族が安心して委ねられる支援者チームの存在が必要であり、そうなれるよう努力し続けたいです。

（木村幸子）

第6章

在宅療養の場で展開する

認知症の人を支える緩和ケア

1 在宅療養の場における認知症緩和ケアの特徴

高齢化に伴う在宅ニーズの増加

　1970年代以前の医療が未発達なころは、自宅で死を迎えることがごく当たり前でした。高度先進医療が日本全国に普及した現代では、ほとんどの人が病院で亡くなっています。どのような病気も病状が悪化すると、ベルトコンベヤー式に急性期病院に運ばれ、点滴などさまざまな延命処置を受けながら、そのまま病院で最期を迎えているのが現状です。医療の進歩や衛生状況、生活習慣の変化により、日本人の寿命はこの20年間ずっと世界一の長寿を誇っています。ただ、自立した生活を送れる期間である「健康寿命」と生命の終わりである「平均寿命」の差は、残念ながら縮まっていません。ほとんどの方にとって人生の最終章は、健康上の問題で日常生活に制限が生じ、支援や介護を必要とする期間が9〜12年に及びます。

　治癒の見込みのある場合には、たとえさまざまな苦痛やストレスを伴うとしても、治すための医療を受ける意味は大きく、病院での入院治療が必要となるでしょう。しかし、病気の進行や老化による衰弱が加わることで、病気そのものの治療が困難な状況に陥った場合、積極的な治療による侵襲性や入院そのものによるダメージ[*1]により、本人にとっては治療によるメリットよりデメリットのほうが大きくなることも少なくありません。緩和ケア中心の医療のほうが、残された人生・生活の質（QOL）が高くなるケースが多くなります。その場合、どこで最期を療養するべきかについては、個々の患者の希望や事情によって異なります。余命が極めて限られた場合、残された人生・生活の質はどこで療養するかによって大きく異なってきます。このため、最期の療養場所については、1人ひとりが悔いのない意思決定を行うためにも、できれば状態のよいころから本人や家族と医療者が十分に話し合っておくことが大切です。

　調査によって多少ばらつきがありますが、人生の最期を迎える場所として、約6〜8割が自宅を望むという結果が出ています。実際の死亡場所の内訳

*1　入院関連機能障害
せん妄や認知機能の低下、廃用症候群や栄養障害の悪化、薬剤多用や医原性のトラブル、転倒や院内感染など

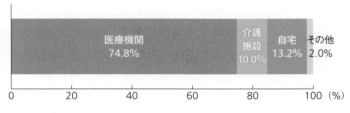

| 医療機関
74.8% | 介護
施設
10.0% | 自宅
13.2% | その他
2.0% |

図6-1-1 | **実際の死亡場所の内訳**

（厚生労働省：平成29年（2017）人口動態統計より筆者作成）

*2
人口動態統計、2017年

（図6-1-1）*² はこれとは大きく異なり、医療機関74.8％、介護施設10.0％、自宅13.2％となっています。多くの方が望んでいる「住み慣れた家で家族に見守られ、最期を迎えたい」という希望が叶えられることはまだまだ難しいという、理想と現状の残念すぎる大きな隔たりを、今後どうやって埋めていくのかは、日本の数ある医療問題の中でも最大の課題の1つです。

その人らしい暮らしを支えるための医療と介護の連携

　多くの人が望む「たとえ病気を患っても、自宅で暮らし続けたい」というニーズに応えるべく生み出されてきたのが、在宅医療です。「外来」「入院」に次ぐ第3の医療で、日本では2006年に在宅療養支援診療所という診療報酬上の制度が始まり、急速に広がってきました。医療機関で行う外来や入院とは異なり、その舞台は患者の自宅や居住している施設など、いわばその方のホームグラウンドですので、当然ながら提供する医療者側にはさまざまな困難さや課題が生じます。暮らす居住環境や経済状況、かかわる家族との関係、世帯構成も独居や老老世帯などさまざまで、おひとりおひとりにオーダーメイドな医療の組み立てが必要になります。

　もちろん自宅で暮らし続けるためには、食事や排泄、保清など、生活するために必要なケアがなければ成り立ちませんし、そこから先の生活を持続可能かつ有意義なものにするために、その人の尊厳を保ち、かかわる家族の負担を軽減するようなケアプランが必要です。特に進行したがんや心不全など医療ニーズの高い人が安心して自宅療養なされるためには、在宅医療・訪問看護と介護がしっかり連携していくことが重要です。

認知症施策推進総合戦略「新オレンジプラン」

　認知症は、アルツハイマー型やレビー小体型、脳血管性や前頭側頭型など、

病気の種類により起こる症状や経過が異なりますし、またそれぞれにおいても早期から中等度、重度、末期に至るまでの病期のフェーズごとに必要なケアニーズや対応が変化していきます。よって、そうした人々の生活を支えるサービス提供者も、それぞれに合わせた医療とケアによる支援を行っていく必要があります。しかし増え続ける認知症に対して、その暮らしを支えていくには、医療や介護のサービスだけでは困難です。より自立した生活ができるように、街づくりや地域の活動、住民同士の支え合いなどを広めていくことが重要です。2015年1月に発表された認知症施策推進総合戦略、通称「新オレンジプラン」では、「認知症の人の意思が尊重され、できる限り住み慣れた地域のよい環境で自分らしく暮らし続けることができる社会の実現を目指す」という基本理念の下に、認知症高齢者等にやさしい地域づくりに向けて、「7つの柱」が打ち立てられています（図6-1-2）。

　具体的には、認知症高齢者と家族への早期からの支援（初期集中支援チーム）や生活支援コーディネーターの全国配置、医療介護の連携強化、介護職・看護職やかかりつけ医への認知症研修など、地域の認知症対応力を向上させるという方針が明確に打ち出されています。これらの実現性を高めるためには、日常生活圏域で完結するような認知症の医療介護供給体制の構築が欠かせません。もはやcommon diseaseとも言える認知症には、かかりつけ医の果たす役割が非常に重要になっています。認知症はほとんどが進行性で治らない病気であり、医療にできることには限りがあります。むしろ認知症の人とその家族を支えるのはケアであり、そこに医療がしっかり連携することでもたらされる安心感や状態に即した対応こそが、行動・心理症状（以下、BPSD）を軽減し、介護負担を軽減することにつながります。

①認知症への理解を深めるための普及・啓発の推進
②認知症の容態に応じた適時・適切な医療・介護等の提供
③若年性認知症施策の強化
④認知症の人の介護者への支援
⑤認知症の人を含む高齢者にやさしい地域づくりの推進
⑥認知症の予防法、診断法、治療法、リハビリテーションモデル、介護モデル等の研究開発及びその成果の普及の推進
⑦認知症の人やその家族の視点の重視

図6-1-2｜**新オレンジプランの7つの柱（2015年）**

各過程で考慮すべきケア的アプローチ

　ここではアルツハイマー型認知症について、その早期から終末期に至る各過程で考慮すべきケア的アプローチについて述べます。

1. 軽度認知症でのケア的アプローチ

　この時期は、近時記憶の障害や日時などの時間の見当識障害が中心で、生活の基本的なことはほぼ自立しています。そのため生活支援などの介護サービスが未導入のことが多く、本人は生活のほころびとともにさまざまな不安を抱えており、患者の心のケアと家族への教育的支援が最も必要となります。また短期記憶障害による火の不始末や服薬忘れが目立つようになり、消費者被害に遭うなど危機管理能力も低下するため、特に独り暮らしでは安全の確保が重要です。

　まだ意思決定能力が保たれている場合には、アドバンス・ケア・プランニングの作成をすすめるとよいでしょう。今後の生活や将来的な療養場所、いざというときの延命治療の選択、資産相続や葬儀などについての希望を書き残しておくことは、家族にとってもいざというときの大切な判断基準となります。

　オレンジプランによる取り組みの1つである「初期集中支援」もまさにこの時期への介入が目的であり、その専門チームが全国の市町村に配備されているので、必要があればその利用方法について、近隣の地域包括支援センターに問い合わせてみるとよいでしょう。

2. 中等度認知症でのケア的アプローチ

　認知症の経過の中でこのフェーズが最も長く、脳機能障害も記憶障害、見当識障害がさらに進行し、即時記憶も低下していきます。さらには実行機能障害や注意力障害、失認、失行が出現し、外出、買い物、支払い、電話などIADLと呼ばれる日常生活上のさまざまな活動に支障が起こる時期です。そのため、これまでの社会生活や趣味サークルなどへの参加が困難になり、自宅に引きこもる傾向が見られ、また昼夜逆転など生活リズムの障害も生じやすくなります。家族による対応だけでは生活の維持が困難となるため、デイサービスやショートステイなどフォーマルな地域の介護保険サービス利用が必要となるでしょう。これらの導入の成否が、その後の生活を維持していく上での大きな分岐点となると言っても過言ではありません。デイサービスの利用は、食事や入浴などの介護負担を軽減させるだけでなく、社会参加や生活リズムの是正、運動機能の維持など本人にも多くのメリットをもたらして

くれます。なるべく早期から利用するほうが導入しやすいのですが、本人の興味や相性などを慎重に吟味しないと、いったんよくない印象を持たれるとその後の導入が難しくなることがあるので注意が必要です。

またBPSDも最も起こりやすい時期でもあり、家族の介護負担や心的疲労もピークを迎えることが多くなりがちです。認知症を患うことで家族や周りの人たちとの関係性が壊れていくのは、なによりつらいことです。認知症による症状への理解と対処方法について、家族への十分な心理教育により、病期が進行しても絆が深まるような支援を行うことが、認知症ケアにおいて最も重要な目標です。

3. 重度認知症でのケア的アプローチ

この時期になると、移動や嚥下などの基本的な動作も低下が進み、身体合併症が頻発していきます。デイサービスへの通所や外来通院が困難になり、在宅診療や訪問看護に切り替える必要が生じる時期です。誤嚥性肺炎等の感染症や栄養不良、排泄障害、転倒や褥瘡など内科的な管理や終末期としての緩和ケア的な要素が重要となり、その方らしさを大切にしつつ穏やかに過ごせるためのケアが求められます。また延命治療についての意思決定が必要となる場面でもあるため、これまで長い旅路をともに歩んできた医療と看護のメンバーが連携して、本人の価値観や尊厳を最大限反映した倫理的な評価を行いつつ、家族の選択を支援していきます。

＊＊＊

いずれの段階においても、認知症のケアは医療だけで完結できるものではありません。地域のケアチームとともに、変化していくその状況やケアニーズを把握し目標を共有しながら、医療とケアが一体化した包括的で継続的な対応ができるように、地域連携体制を整えていくことがとても重要です。

（遠矢純一郎）

2 地域包括ケアシステムにおける認知症の緩和ケア

日本版BPSDケアプログラム

認知症の人は、脳細胞が損傷を受け働きが悪くなることで直接的に引き起こされる認知機能の障害のほかに、身体の状態や生活の環境、周囲の人のかかわり方などのさまざまな要因が影響して、精神症状や行動上の支障が起こる行動・心理症状（以下、BPSD）を発症することがあります。認知症により、記憶力や見当識が弱くなったり、これまでできていたことがうまくいかなくなったりすることは、本人にとって大きなストレスや苦痛になります。その苦痛への反応として、不安、興奮、幻覚、不眠などが生じるのが行動・心理症状なのです。認知症の人の80〜90％に出現する[*1]とされ、認知症の人の在宅生活の継続を困難にする大きな要因となります。

*1
Lyketsos et al., 2002、Savva et al., 2009.

従来このBPSDの「症状」だけに目を向けて、それを抑えるための治療として抗精神病薬の投与や施設や精神病院への入所・入院などの対応がなされてきましたが、その結果、本人の尊厳が損なわれ、QOLが冒されるような状況に陥ることがしばしばあります。本人にとっては、認知症の影響で異常な環境に感じられることで生じる正常な反応であるわけで、その行動の背景にある思いや願いを満たし、感じている苦痛やストレスを緩和するような対応が求められます。それは薬物療法ではなく、周囲の方のかかわり方の工夫や環境の調整など心理社会的なアプローチが優先されるべきです。

地域でケアの質向上をはかるプログラムの例

東京都では、東京都医学総合研究所が中心となって、このBPSDに対する在宅ケアプログラムを開発し、介護現場での実践と普及を進めています。認知症になっても住み慣れた地域で暮らし続けられるよう、認知症ケアの質の向上をはかる「日本版BPSDケアプログラム（以下、ケアプログラム）」[1]について紹介します。

本ケアプログラムは、かかわる介護職への聞き取りにより、認知症の人のBPSD症状の有無や程度を、評価尺度を用いてスコア化し、特に症状が強い

部分を中心に、なぜそのような行動として表出されるのか、本人のストレスやつらさはどこから生じているのかを議論し、具体的なケア計画を立てるというものです。専用のオンラインシステムを用いて、症状とケアの効果が見える化されるのが特徴です。新オレンジプランによる認知症初期集中支援に続き、次なる認知症の人の在宅生活を支える施策として、2017年から東京都で実証研究がなされ、従来型の介護を続けた場合よりも症状を軽減させる効果があったというエビデンスが得られたため[*2]、2019年から都内の複数の自治体事業所が取り組み始めています。

ケアプログラムでは、介護従事者に研修を行い、チームで話し合って①BPSDの評価、②背景にあるニーズの仮説、③ニーズに合わせたケアの計画、④計画に沿ったケアを実行、の4ステップの進め方を習得します。そしてニーズの仮説が正しかったかを検証するために、オンラインシステムを使ってBPSDの変化を見える化します。

ケアプログラムで使用するBPSDの評価スコアにはNPI[*3]という評価尺度を用います。12項目の中で、対象者のBPSDがどの項目にあたるのか、その重症度と頻度はどの程度かを重ねてスコア化していきます。専用のオンラインシステム「DEMBASE」にこれらの項目などを入力していくことで、スコア化やグラフ化されて見えるという仕組みです（図6-2-1）。

訪問介護や施設、通所サービスに従事する介護従事者が研修を受講し、BPSDの考え方やNPIスコアなどを学習します。一方、地域や施設でアドミニストレーター[*4]を育成し、アドミニストレーターによる介護担当者複数名へのチームインタビューの形で、①どのようなBPSDが見られているか、その重症度や発生頻度はどれくらいかを聞き取り、DEMBASEに入力してい

*2
本ケアプログラムは、2016年9月〜2017年2月にかけてクラスター無作為化比較試験を実施し、都内の居宅介護支援事業所を中心に介護従事者95人・認知症を有するサービス利用者283人のデータを収集。その結果、ケアプログラムの導入によるBPSDの減少効果が証明されています[2]。

*3
「妄想」「幻覚」「興奮」「うつ」「不安」「多幸」「無関心」「脱抑制」「易怒性」「異常行動」「夜間行動」「食行動」の12項目について、BPSDの頻度と重症度、介護者の負担度の数値化ができます（Neuropsychiatric Inventory）。

*4
プログラムのファシリテーターとなる人

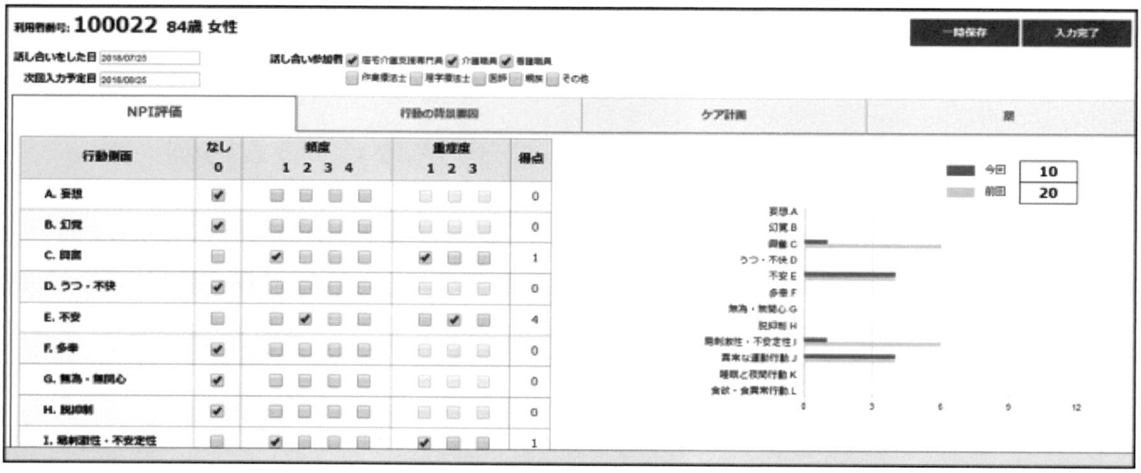

図6-2-1｜「DEMBASE」の画面

きます。入力を終えると、各項目のNPIスコアがグラフ表示されるので、どの項目がより高い値かが一目でわかります。②それを頼りに、対象者の日常生活や認知能力、性格、好き嫌いなどをよく知る介護担当者らとともに「なぜその項目が高いのか、どういうときにそれが見られるのか、何をすればそれが軽減されるのか」などの背景ニーズについて仮説を立て、③そのニーズに合わせたケアの計画を考えていきます。その後、④策定したケア計画に則って、ケアチーム全員で対象者へのケアを行い、BPSD症状の変化を見ていきます。1～数カ月程度継続した後、①に戻って再びアドミニストレーターとともにNPIスコアによる現在のBPSD症状を評価します。

　グラフ化されたNPIスコアは初回のものとグラフィカルに比較できることで、仮説に基づき策定したケア計画の妥当性の評価が可能です。もしBPSDの状態が軽減していないようであれば、再度仮説を見直し、ケア計画を策定し直し、チームで実行していきます。こうしてPDCA[*5]を回していくことで、よりその人のニーズに沿ったケアに近づけていき、ストレスが軽減されることでBPSDが解消されていくことをめざします（図6-2-2)[2]。

　当院で運営している看護小規模多機能型居宅介護でも、このケアプログラムを取り入れて実践しています。ケース会議において中心となるのは、日々のケアを担っている介護スタッフたちによるアセスメント[*6]。アドミニストレーター役の作業療法士とともにNPIスコアの項目をたどりながら、参加した訪問看護師や在宅医からの情報も重ねて多面的に検証しつつ、DEMBASEに入力していきます。介護スタッフらは、普段のかかわりの中で本人の行動や表情のちょっとした違いやその奥にある気持ちを感じ取る力に長けていて、往診の短時間しか診ていない筆者には気づかされることがたくさんあります。複数の介護スタッフによる主観的な観察が集約され、DEMBASEにより客観

＊5
Plan（計画）、Do（実行）、Check（評価）、Action（改善）

＊6　ケース会議の場面

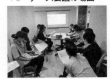

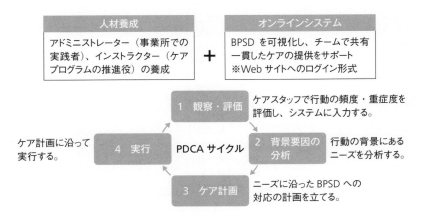

図6-2-2 | **日本版BPSDケアプログラムの概要**

（東京都福祉保健局：とうきょう認知症ナビ）

的なグラフとして示されます。介護スタッフにとって、自分たちのケアの結果がこのようにデータ化されることは、仕事の自己評価につながりますし、認知症の人の行動と周りのかかわり方との関連が見えることで、画一的でない個別性の高いケアへの意識が高まるでしょう。家族や環境など生活背景も深く理解しているおかげで、さまざまなアイディアが出てくるのは、在宅というセッティングならではでしょう。

> **看護小規模多機能型居宅介護でのケアプログラム導入事例**
> 　デイサービスを利用している80代の男性を対象に、介護スタッフがケアプログラムを開始した。この男性は、他の利用者との交流がなく孤立しがちで表情が暗い印象もあり、易怒性などにより介護スタッフもケアのしづらさを感じていた。話し合いは同じデイサービスの介護スタッフらと行った。

初回：NPI得点は19点で「脱抑制」と「易刺激性・不安定性」の得点が高かった（図6-2-3）。背景要因に該当するニーズは思い当たらず、挙げられなかった。ケア計画は「①本人がデイサービスの事業所に到着して体操が始まるまでの間、クロスワードパズルを行う」「②会話やあいさつは、手を握る・背中をさする等のボディタッチをしながら行う」とした。

2回目：NPI得点は3点に減少した（図6-2-4）。話し合いに参加した介護スタッフから「表情が明るくなった」「活動参加ができるようになった」との報告があった。クロスワードパズルは本人にとって内容が難しいと判断された。ケア計画は「①本人がデイサービスの事業所に到着して体操が始まるまでの間、ジグソーパズルを行う」「②会話やあいさつは、手を握る・背中をさする等のボディタッチをしながら行う」と変更した。

3回目：NPI得点は4点で大きな変化はなかった（図6-2-5）。介護スタッフ

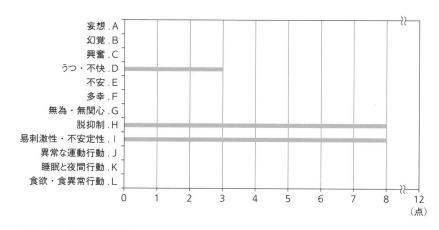

図6-2-3｜初回のNPI得点

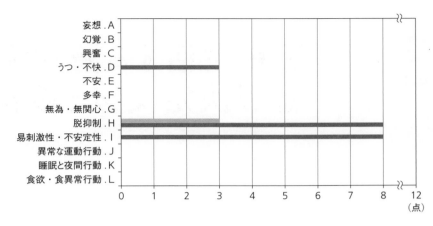

図6-2-4 | 2回目のNPI得点（赤）と初回（グレー）からの変化

との話し合いで「本人の行動は他者に自分の存在を認識してもらいたいためではないか」との仮説が挙がった。ケア計画は「①他の利用者とのだんらんの時間をつくる」

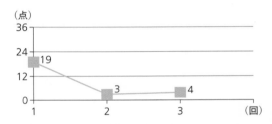

図6-2-5 | NPI得点の初回から3回目までの推移

「②大きな声や音を出すなどのサインが見られたら職員は反応する（目線を合わせる・声をかける・そばに行く）」とした。

こうして介護スタッフが、認知症のBPSD症状を「本人の困りごとの表出」として捉え、それを軽減解消するにはどのようなアプローチができるかを議論し続けるこのプロセスが、「不穏行動」と言われていたころからの大きな飛躍をもたらす可能性を感じます。ケア計画はかなりシンプルなものでかまいません。むしろ、そうでなければスタッフ全員で共有・実践できないでしょう。それでも明らかに従来型のケアよりもBPSDに対して効果を発揮しているのは、やはり介護スタッフがケアの意識を持つことに成功しているからではないかと感じます。感情的になりがちな認知症ケアの困難さを冷静に分析できるツールとして、今後の普及と発展が望まれます。

引用文献
1) 東京都福祉保健局：認知症ケアプログラム，とうきょう認知症ナビ.
https://www.fukushihoken.metro.tokyo.lg.jp/zaishien/ninchishou_navi/torikumi/careprogram [2022.7.19確認]
2) Nakanishi M, Endo K, Hirooka K, et al.：Psychosocial behaviour management programme for home-dwelling people with dementia：A cluster-randomized controlled trial, The International-al Journal of Geriatric Psychiatry, 33（3），p.495–503, 2018.

（遠矢純一郎）

3 家で生活する認知症の人の意思決定支援と緩和ケア

「本人の意思の尊重」とは

*1
詳しくは本章1を参照

　「認知症施策推進総合戦略（新オレンジプラン）」[1]の7つの柱の1つに「2.認知症の容態に応じた適時・適切な医療・介護等の提供」[*1]があります。認知症は進行性の疾患であり、発症すれば一生付き合っていく必要があります。そのため、医療や介護の現場でそれぞれ分断された個別の対応ではなく、進行状態に合わせてその時々の容態に最適な支援や尊厳ある暮らしが続けられるように医療と介護の統合的なケアや環境が求められます。しかし、認知症の人とその家族にとっては「適時適切なサービス」を決めることが実はとても難しく、意思決定に関する支援体制の構築が重要になります。

　新オレンジプランの「目的」として、「認知症の人の意思が尊重され、できる限り住み慣れた地域のよい環境で自分らしく暮らしを続けることができる社会を実現する」と掲げられています。「本人の意思の尊重」をいかに実現していくかが、大原則なのです。よって私たちのような意思決定支援者は、認知症の人が、一見すると意思決定が困難と思われる場合であっても、最大限、本人の意思を確認しながら尊厳をもって暮らしていくことの重要性を常に認識し続ける必要があるのです。

　本人の意思の尊重、つまり自己決定の尊重を実現していくには、そのために必要な情報を認知症の人が有する認知能力に応じて、理解できるように説明していく努力が欠かせません。こうした意思決定支援は、本人の意思や好みを支援者の視点で評価し、支援すべきだと判断した場合にだけ支援するのではなく、すべての意思決定において、まずは本人の表明した意思や選好を確認し、それを尊重することから始まるべきです。

　認知症が進行してくると、言語による意思表示がうまくできないことも増えていきます。意思決定支援者は、本人の身振り手振りや表情の変化も意思表示として読み取る努力を最大限に行うことが求められます。こうして示された本人の意思は、それが本人にとって見過ごすことのできない重大な影響

が生ずる場合でない限り、尊重されねばなりません。

　自ら意思決定できる早期（認知症の軽度）の段階で、今後、生活がどのようになっていくかの見通しを、本人や家族、関係者で話し合い、今後起こりうることについてあらかじめ決めておくなど、先を見通した意思決定の支援が繰り返し行われることが重要です。こうした意思決定支援にあたっては、本人の意思を踏まえて、身近な信頼できる家族・親族、福祉・医療・近隣地域の関係者と成年後見人等がチームとなって日常的に見守り、本人の意思や状況を継続的に把握し必要な支援を行う体制、いわば「意思決定支援チーム」を持つことが必要となります。日常生活で本人に接しているなど本人をよく知る人から情報収集しながら、その過程や判断が適切であったかどうかを確認し、支援の質の向上をはかります。

1. 療養場所の意思決定支援

　認知症が徐々に進行していく中で、症状の変化とともに本人や家族はさまざまな意思決定を迫られます。筆者が在宅医の立場でかかわる中で、本人にとって大きな影響をもたらすのは、療養場所についての意思決定ではないかと感じます。認知症に限らず、終末期においては、本人の望んだ場所で最期の時間を過ごした人のほうが、圧倒的にQOLが高いことがわかっています。認知症の場合、ADLが保たれている中等症の時期においても、本人の意思によらず、介護力や家族の都合によって、療養場所を施設に移されてしまうことも少なくないでしょう。

　施設入所のみならず、認知症の人の病院への入院についてもさまざまな課題があります。認知症そのもの（中核症状・周辺症状）についての医療依存度は、中等度の時期にピークがあり、重度〜終末期になるにつれて下がっていきます。一方、身体合併症に関する医療依存度は、終末期になるにつれて増していきます。病状の変化とともに、入院治療のニーズが発生する場面も出てきます。しかし、認知症の人のリロケーション・ダメージや入院中のせん妄や廃用の進行によるADLの低下などが想定される場合には、できれば入院せずに在宅生活の中で治療を行うことが望ましいでしょう（図6-3-1）。そうした病状が不安定な時期でも、在宅生活を維持するために重要な役割を担うのが、認知症の病態や生活ぶりを把握して、適切に介入できる在宅医療と地域ケアの多職種連携にあると考えます。もちろん、どうしても入院しなければならない病態もありますが、在宅医療が介入することで、

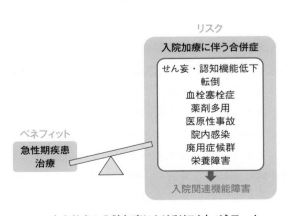

図6-3-1 | 高齢者の入院加療におけるリスクとベネフィット

病院と在宅生活をつなぎ、入院を決断したときから、退院後の受け入れ態勢を考慮した対応が可能となります。加えて、もし本人と在宅医との間で事前指示書などが得られている場合には、当然ながらそれを病院側にも共有し、本人の意思や尊厳が守られるように支援していきます。

2. 身体合併症等による入院治療を選択する場合

　認知症を持つ方は、身体的に虚弱な高齢者であることも多く、身体合併症や精神症状の悪化が在宅医療やケアで改善しない場合には、入院を検討することもあります。合併した急性疾患が入院治療で回復が望める場合には、速やかに入院の手配を進めていきます。しかし入院によっても病状が改善しないと予想される場合（主に終末期において）には、入院治療する意味はほとんどなく、家族側の病状理解と介護力に問題がなければ、自宅で看取りまで含めて対応することが多くなります。

　入院治療を選択するときに考慮すべきなのは、本人に入院治療の意思があるかということです。認知症を持つ人でも、アルツハイマー型の場合、初期のころは、短期記憶障害や見当識障害はあっても、理解力や判断力はかなり保たれていることが多いので、入院の意思について、家族などの主たる援助者の協力のもとに、本人の意向を確認して意思決定することができます。

　原則として、診療契約を結ぶことができるのは本人のみですが、認知症が進行して意思決定や判断の能力が十分でなく、自らで適切な入院の是非を判断できないときには、家族に委ねられることになります。家族内で統一した意思決定を行っていただくべきでしょう[*2]。

3. 日ごろから話し合いを重ねて意思を確認していく

　認知症を持つ人は、同時に慢性心不全や呼吸不全やがんなどの生命予後にかかわる病気を抱えていることも少なくありません。それらも含めた病の軌跡はとても複雑で、最終末期と見極めることが難しいのです。家族から「もう一度よくなるなら入院させたい」と言われることがあります。急性増悪した病状だけでなく、認知機能やADL、全身状態なども含めると、一概に「よくなる」と表現することは難しいのですが、言い換えると「もし入院治療した結果、もう一度在宅生活に戻って再開できるのなら、入院させたい」という希望と捉えるべきでしょう（図6-3-2）。例えば転倒による骨折や、嚥下機能がまだ保たれている状況での肺炎等の場合は、入院治療で改善し、在宅復帰できることも多くあります。しかし

*2
現実的には、家族の代表となるキーパーソンらとしっかりコミュニケーションをとりながら、入院を選択した場合と選択しなかった場合にどのようなことが起こりうるのか、可能な限り想定して説明し、一緒に検討していく協働意思決定（shared decision making）の形をとりながら支援していきます。

患者本人の本音
■ 家族に昼夜を問わず介護や生活支援をしてもらうことへの申し訳なさ、遠慮がある
■ 自分のつらさを家族にわかってもらえないことへの不満や悲しみ、怒りの気持ち

家族側の気持ち
■ それぞれの仕事や人生がある。自身の家族への気遣い
■ 一番つらい思いをしている本人への罪悪感
■ それまでの本人との関係性、自分の価値観との違い
■ 本人の性格を知るからこその「本当のことを伝えたくない」

図6-3-2 ｜ 意思決定に影響するさまざまな因子

人生会議（アドバンス・ケア・プランニング）とは

もしものときのために、あなたが望む医療やケアについて、前もって考え、繰り返し話し合い共有する取り組みのこと

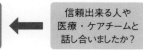

あなたが
大切にしていることは
何ですか？
→
あなたが
信頼出来る人は
誰ですか？

↑
心身の状態に応じて意思は変化することがあるため、何度でも、繰り返し考え、話し合いましょう
↓

話し合いの結果を
大切な人たちに伝え
て共有しましたか？
←
信頼出来る人や
医療・ケアチームと
話し合いましたか？

図6-3-3｜アドバンス・ケア・プランニングでは繰り返し話し合いを重ねる

重度に進行した認知症の人の食欲不振や栄養失調は、陰性BPSDによる拒食なのか、老衰による食事量の低下なのかの判断が困難な場合があります。

　終末期においても、本人の死を受け入れられない家族は少なくありません。できるだけ手厚く医療を施してあげたいという家族の希望から、積極的に入院治療を選択していくこともあります。繰り返す入退院の中で、医療における限界を家族が理解できた後には、それ以上の入院治療を選択せずに自宅や施設で、ありのままに最期を迎え、看取っていくこともできます。

　人の死についてはさまざまな価値観があり、親子の関係性もそれぞれです。昨今「人生会議」とも呼ばれるアドバンス・ケア・プランニング（ACP）によって、事前に自分の生き方や死に方に関する希望を身近な人に伝えておくことが、入院の決断も含めて、最期まで自分らしく生きることにつながります。認知症に限らず、自分の終末期をどのようにしていきたいか、元気なうちから家族と話をしておくことが重要なのです。それがなされていれば、いざというときに家族が判断に迷ったり、本人の意向と異なる判断を家族がしてしまうことが少なくなるでしょう。徐々に変化していく病状や体調の経過とともに、繰り返し話し合いを重ねて意思決定を確認していくこと（図6-3-3）が大切です。

引用文献
1）　厚生労働省：認知症施策推進総合戦略〜認知症高齢者等にやさしい地域づくりに向けて〜（新オレンジプラン），2015，https://www.mhlw.go.jp/file/04-Houdouhappyou-12304500-Roukenkyoku-Ninchishougyakutaiboushitaisakusuishinshitsu/02_1.pdf［2022.7.19確認］

参考文献
・杉原百合子・山田裕子・武地一：認知症高齢者の家族が行う意思決定過程と影響要因に関する研究—家族介護者の語りの介護開始時期からの分析，日本認知症ケア学会誌，9（1），p.44-52，2010.

（遠矢純一郎）

4 在宅での認知症緩和ケアと看取り

在宅療養の特徴

　認知症高齢者の多くが施設や在宅で生活しています。「住み慣れた地域で尊厳を保ちながら最期まで暮らす」ことはQOLの維持・向上につながり、すなわち緩和ケアへとつながると考えます。

　在宅療養では患者宅に訪問し診療やケアにあたるため、医療・介護スタッフが24時間そばにいることはできません。患者が在宅サービスを利用するのはほんの一部の時間帯であり、それ以外の時間でも安全・安楽に安心して患者・家族が療養できるように医療・介護サービスを調整し利用可能な社会資源を活用して療養環境を整えます。在宅は患者の生活の場です。「○○の疾患の患者さん」ではなく生活者としての全体像を捉える必要があります。さまざまな背景をもつ患者に対し、より個別性をもったケア介入が求められます。

1. 意思決定支援

　在宅療養は患者にとって、特に認知症の人にとっては「いつもの場所」で話ができることが大きなメリットです。自宅に訪問すると、リビングに飾ってある家族写真や趣味で集めたもの、日用品や時にはペットも見かけます。それらは本人や家族の生活、人生観、大切にしているものに触れることができる大切な機会やきっかけとなります。「意思決定支援」と構えて「いざというとき、どうするか」だけを話し合うのではなく、普段の訪問時に生活や家族のこと、大切にしていることなどの話題に触れ、同席している家族も巻き込み、意思決定支援に必要な情報を少しずつ集めていきます[*1]。必要であればケア会議などを開催し、患者・家族の気持ちや意向を多職種のチームで共有しながら支援していくことが求められます。患者を知ろうとする姿勢とその努力を重ねていくことが大切です。

　終末期では治療の終了、療養場所、看取りの場所などの選択が迫られます。

*1
これまで生きてきた軌跡や人生観・死生観を含めて話し合いを繰り返し重ねることがアドバンス・ケア・プランニングとなり、その人らしさを尊重する意思決定へとつながります。

特に認知症では患者自身が意思表示をすることが困難となり、本人の意向ではなく家族や介護者が代理決定者となることで、本人の意向とは違った意思決定が行われてしまう可能性もあります。患者と家族の尊厳や意向は尊重されているか、しっかり話し合いが行えているかを都度、確認していく必要があります。このまま家で看ることができるのか、病院か自宅か施設かで悩むケースは多く、最後の最後まで思いは揺れ動きます。家族が代理決定者となることで、さらにその負担が増すことも考えられます。つらさに寄り添い、揺れ動く気持ちに対してともに考えていく姿勢が求められます。

2. 多職種連携

在宅療養を支えるためには医療・介護が一体となって支援する必要があります。それぞれの職種が互いの役割を理解し、強みを活かして家での生活を支えます[*2]。治療方針や療養場所を決める際やサービス変更時などは患者・家族と担当者[*3]でケア会議を開催し、各職種の視点での情報提供と助言を行い、方針を決定します。多職種のチームメンバーは別々の事業所に所属していることが多く、普段から顔を合わせる機会が頻繁というわけではありません。円滑な連携のためにそれぞれが都合を合わせて一緒に訪問したり、患者宅に「連絡ノート」を置き、家族も含めて患者の状態を書き込んで情報共有を行ったり、最近ではICT[*4]を活用するなどの努力や工夫をしています。

「その人らしさ」を支えるサービス調整・社会資源の利用

認知症の人は環境変化に対して敏感に反応してしまい混乱が生じる場合がしばしば見られます。そのため、できるだけ既存のサービスを継続することが望まれます。在宅介護サービスとしては、デイサービスなどの通所系と訪問看護などの訪問系のサービスをうまく調整しながら生活を支えます。サービスを提案・調整しても認知症の人は新しいことへの拒否が強く導入が困難なケースをよく経験します。それは「手伝ってもらわなくても自分でできる」という自尊心の表れであることも多く、スピリチュアルペインにつながる可能性もあります。対応困難な場面でもなぜ拒否しているのか意向を丁寧に聞き、患者・家族の価値観やその思いの把握に努めます。

習慣やこだわりを継続できることは住み慣れた場での在宅療養ならではの強みです。その強みを活かしながら患者への不利益との兼ね合いをチームでよく話し合い、できるだけ患者の自尊心の維持をめざし、意向を尊重できるようなケア・サービスをマネジメントし提供することが求められます。

*2 訪問看護の強み
看護は医療と介護、両方の視点から支援できるという強みがあります。病態・症状を医療的にアセスメントし、それを介護ケアに組み込むことができます。訪問看護師は在宅での多職種連携において、医療と介護をつなぐ役割も担っています。「生活目線」で患者を捉えながら医療アセスメントを行うスキルが求められます。

*3
医師・看護師・ケアマネジャー・訪問介護員・リハビリスタッフ、デイサービス職員など

*4
Information and Communication Technology（情報通信技術）

在宅における食支援

終末期であっても家族には「最期まで口から食べさせたい」というニーズが多く存在すると思います。食事をすることは生命維持の方法でもあり、その人のQOLの向上や尊厳を維持することにもつながるのではないでしょうか。食事や口腔ケアは毎日のことであり、家族・介護者のケアへの支援も欠かせません。できるだけ長く経口摂取ができるようにさまざまな工夫や支援を行うことは家族にとって大切な時間となります。

認知症患者の食支援は①誤嚥のリスクが高い、②本人の意思決定の確認が困難、③終末期の経過が長いという問題点が挙げられます[1]。認知症が中等度、あるいは重度になり誤嚥性肺炎で入院したり、嚥下機能評価で経口摂取は困難だと評価されると病院などでは食事が止められたり、代替治療として点滴や胃瘻造設の選択肢が挙がることも多くあります。退院後に「せっかく家に帰ってきたのだから口から食べさせたい」と希望される家族もいます。

---

memo

在宅での食支援にかかわる各職種の視点

①訪問歯科医による口腔内治療と嚥下機能評価

最近では訪問診療を行う歯科医が増えており、嚥下内視鏡を持参して訪問先で嚥下機能評価ができる歯科医もいます。嚥下機能評価[*5]の結果をケアへとつなげサービスと連携させます。歯科医との連携も重要な支援の1つとなります。

②歯科衛生士の訪問による口腔ケア、訪問看護・訪問介護での日々の口腔ケア

口腔内を清潔に保つことは、経口摂取を行う上で重要なケアの1つです。唾液や痰などで口腔内が汚染されると口腔や舌の動きの妨げにもなり、誤嚥性肺炎のリスクも高まります。定期的に歯科衛生士の訪問ケアを受けたり、訪問看護・介護で口腔ケアを行ったり、家族に対して口腔ケアの方法やグッズの紹介をします。日常的に家族でも行えるケア方法を検討し継続していけることが大切です。

③訪問言語聴覚士、訪問看護師による嚥下支援

認知症は進行性の疾患なので、徐々に低下していく嚥下機能を回復させることは残念ながら困難です。機能の回復という目標ではなく「機能に合わせた食事を選ぶ」「ムセにくい姿勢を見つける」といった食支援[1]の視点でかかわります。

家族からの「どのようなものを食べさせればいいのかがわからない」という声を多く耳にします。言語聴覚士や訪問看護師が食形態のアドバイスや介護食の紹介、食事を摂る環境、食具、姿勢の調整などの支援を行います。

＊6
点滴や胃瘻を含めた栄養摂取の方法については特に倫理的な視点でのかかわりが求められ、慎重に話し合いを進めていく必要があります。

「肺炎を起こしたから」「経口摂取は困難と評価されたから」と一概に食事を全面的に止めるのではなく、家族とよく話し合い、誤嚥のリスクを考慮しながらできるだけ安全に食べることができる方法を提案していきます。患者本人の意思の確認が困難なことが多いため、生命予後や患者・家族への益・不利益をしっかりと情報提供した上で家族が選択できるよう支援します＊6。

家族支援

　在宅療養において家族・介護者は患者を支える重要なチームの一員です。在宅療養を継続できるかどうかは、家族・介護者を私たち多職種のチームで支えることができるかにかかっていると言っても過言ではありません。家族に対しても、患者のケアと同様に健康を気遣い意向を尊重する姿勢でケアにあたります。在宅では病院のように24時間医療者がすぐに駆けつけられる環境ではありません。そばにいて看護、介護を行うのは家族です。家族のストレスや精神的苦痛が認知症の人には敏感に伝わり、本人も一緒に動揺してしまったり、BPSDにつながる例も多く経験します。患者の症状のコントロールや苦痛の緩和を行うことが在宅療養の継続を左右します。家族での対応が困難な場合や苦しんでいる患者を見なければならない状況は家族の大きな負担となり、「家では看られない」ということにつながります。

　認知症は経過も長いため、介護サービスや社会資源を活用し家族の介護負担をうまく軽減しながら地域で支える必要があります。

1. 介護力・介護負担のアセスメントとマネジメント

　主介護者のほかに副介護者の存在や主介護者が頼れる人はいるかなどを確認し、その状況によっては介護負担軽減に向けて介護サービス導入などを検討します。また、ショートステイや地域包括ケア病棟を利用してのレスパイトをうまく組み込み、家族の休息の時間を確保します。家族によっては介護を行うことで自身の役割の達成につながり、終末期においては悲嘆へのケア、看取りへ向けての準備行動となることもあります。すべてサービスでまかなうのではなく家族の意向を取り入れ、介護力をアセスメントし必要な介護サービス介入を調整します。

2. 24時間対応の確保

　在宅での療養では多くの場合、24時間365日の緊急コール体制を取り療養生活を支えています。訪問看護では24時間体制を取っていない事業所もあるため確認が必要です。患者の体調変化、それに対する家族の困りごとな

＊7　看取りの説明に役立つ冊子

厚生労働科学研究費補助金による冊子「これからの過ごし方について」などが活用できます。

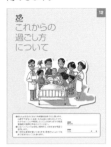

冊子は下記より入手可能です。

（http://gankanwa.umin.jp/pdf/mitori02.pdf）

どいつでも連絡が取れる体制であるとしっかり説明しておくことで本人・家族の安心感にもつながります。24時間対応ができるかどうか、緊急時にはどこに電話をかければよいのかを家族や多職種のチームで確認しておく必要があります。

3. 終末期における看取りへの準備、悲嘆ケア

　大切な人を失う危機に直面し衰弱していく患者を看続けるつらさや負担感が増す家族への支持的なケアが求められます。看取りが近づいた段階で起こる症状を家族へ伝え、看取りに向けて支援します。家族の心身の疲労に配慮しながら「食事・水分が摂れない」「眠る時間が多くなる」「死前喘鳴」等の説明と対応方法を伝え、家族が後悔のないよう最期まで支えます＊7。

「認認介護」による夫の自宅での看取り

> ### 事例：A氏（80代男性／食道がん、肺転移／妻と2人暮らし）
>
> 　A氏は食事時のつかえ感を主訴に病院を受診したところ、中部食道に全周性の進行食道がんと右肺に転移巣を認め、stage4の診断となった。A氏と妻の希望により積極的治療は行わず自宅療養の方針となり、予後は半年程度と告知を受けた。訪問診療・訪問看護が開始され、しばらくは落ち着いていたが、嘔吐を繰り返すようになったため入院となった。精査の結果、腫瘍の増大により食道がほぼ閉塞している状態で固形物の経口摂取が難しく、短期間での状態の変化、腫瘍からの出血による急変の可能性もあると判明した。それでもA氏は自宅で過ごすことを強く希望し、退院となった。
>
> 　本人も妻もアルツハイマー型認知症（FAST4）であり、以前より記憶障害や見当識障害などの機能障害を認めていた。退院時、妻へは軟食の食事指導が行われたが、妻は普通食をつくり続けていたためA氏は通過障害による嘔吐を繰り返していた。一方、A氏は嘔吐の事実を忘れてしまい「どこも悪くありません」と発言していた。A氏・妻ともに病状の理解が乏しく、自宅での看取りは困難と思われた。子どもたちは海外や国内遠方に在住で、介護は困難であった。

❶退院後の生活、行ったケア

　A氏は一貫して「家で過ごしたい」という希望を口にしており、妻もそんなA氏を支えたいという意向でした。幸い、がん性疼痛の訴えはなく、症状は食事を契機に出現する嘔吐のみでした。嘔吐の記憶が残らないためA氏は訪問時いつも「元気です。変わりないですよ」と穏やかな様子でした。夫婦2人での生活と看取りを支援するため多職種チームでの介入を検討しました。

❷本人・妻の意向を尊重したサービス調整

　介護負担軽減のためのサービス導入を提案したところ、妻は医療者の介入は受け入れましたが、家事援助や身体介護といった介護サービスへは難色を示しました。よく話を聞くと他人が家の中、特に台所に入ることへの抵抗感がある様子でした。それは長年、専業主婦として家族を支えてきた妻の自尊心の表れであるとアセスメントし、担当チームでケア会議を開催して支援の方向性を話し合いました。まずは訪問看護が頻回に介入して生活面もフォローしつつ、介護面での危機的状況が起きた際にはすぐにサービス導入が行えるよう、常にケアマネジャーと情報共有をする方針としました。

❸妻の自己効力感を高める介護支援

　妻はA氏が嘔吐を繰り返す理由や食事内容を何回説明しても忘れてしまい、A氏の食べたいものや、食欲がないときでも元気だったころの食事を提供していました。「どうして寝てばかりいるのでしょうか」「食べてくれないのは私のつくる食事が口に合わないのでしょうか」と毎回同じような困りごとの訴えをしていました。担当チームはそれらの訴えを否定せず傾聴した上で、妻が実行できるように介護方法を指導しました。閉塞のリスクを考慮した食事内容をイラストや文章で可視化し目につくところに貼ったことで、妻はA氏に適した食事を提供できるようになり、A氏の嘔吐も軽減しました。

　A氏はオムツ着用を拒否したため更衣や洗濯が頻回で負担となっていました。そこで妻でも少ない工程でケアができるような尿取りパッドの選択や当て方の工夫、防水シーツの使用を指導し、訪問時は必ず一緒にケアを行いました。また毎回24時間の緊急コールの説明も繰り返し行いました。電話機の上に「困ったらここへ電話をする」と電話番号を大きく表示した張り紙をし、実際にその場で一緒に電話をかけるシミュレーションを行うことで緊急コールをかけられるようになり、症状の早期発見にもつながりました。

❹在宅での看取りを支える

　A氏は徐々に食事量が減少し吐血も出現するようになりましたが、それでも訪問時は「元気ですよ」と穏やかに答えていました。衰弱が進行しても大きな苦痛症状なく妻に見守られながら自宅で息を引き取りました。呼吸停止の際も妻は緊急コールに電話して、落ち着いて対応することができました。

　A氏と妻の意思決定を在宅チームで共有し、夫婦の思いを尊重しながら支援を行いました。認知症の妻の介護力をアセスメントし、「夫を支えたい」思いを強みに、自信に変えられる支援を行い、在宅看取りが叶ったのです。

引用文献
　1）野原幹司：認知症患者さんの病態別食支援，p.130，メディカ出版，2018.

（林　瞳）

case study
「このまま気ままに100まで生きる」
独居高齢者への支援

事例：消極的支援からの介入

● Aさん（90代女性、公営アパートの一室にて独居／アルツハイマー型認知症）

既往：腰椎圧迫骨折後／腰部脊柱管狭窄症／骨粗鬆症／胃がん術後（10年以上前に3/4切除）／高血圧／狭心症／心不全／腎機能低下

B市で生まれ20代で結婚、2児を育て40代で離婚。70代まで工務店事務のパート勤務だった。長男・長女は他県在住。アパート建て替えに伴い数軒の隣人と現在のアパートへ転居。引っ越し疲れや環境変化でふさぎがちで5年経過した。

地域包括支援センターがかかわったところ、要支援1でデイサービスが紹介されたが、すぐに中止。月1～2回は長男・長女が来ていたが、コロナ禍で来訪も減り、更新認定で要介護1となる。筆者が依頼を受け、担当ケアマネジャーとして介入を開始した。

多くの苦痛を抱えながら、現在の暮らしの継続を望む利用者について、認知症を抱える独居高齢者の生活状況や病状などのアセスメントに必要な情報は十分ではないものの、可能な範囲で情報を収集・共有し、多職種連携で対応している内容を紹介します。

認知症の緩和ケアのための包括アセスメントとケアプラン

Step1：認知症の人に、痛み・苦痛・つらさの程度と本人の思いを聴く

筋力低下・意欲低下と易転倒をAさん自身も自覚しているものの「デイサービスはくだらない、みんな嫁の悪口ばかり。私は絶対に行かない」

「身の回りのことは自分でできる。友人やいとこも来て助けてくれるから困ることはない」とサービス利用は否定。「100まで生きます、賞状もらいたいもの。このまま気ままに過ごしたいです。子どもたちも家庭や生活がそれぞれあるもの」と明確に意向を伝えることができました。

同席の長女は母のAさんについて、「“腰や足が痛い”と言って動かずにボーッとしている、予定を忘れる、“面倒くさい”が口癖で風呂に入りたがらない、部屋は片付かない、配食もあまり食べない、転倒しやすいし、たまに尿臭もある。母のいとこも高齢なので最近は来ないし会えていない。私の家の近くで施設を探そうと話すけれど、母はまったくその気がなくて困っている。病院も嫌いで、ようやく要介護認定のために内科にかかったけれど、整形外科の紹介状はいらないと断った。これではよくなりようがない」と話します。

Aさん本人は、「この年齢でしょう、あちこち痛いのは仕方がないし、何十年も整形には通った。けれど治るわけない、コロッと逝けばそれもよい、ほうっておいてもらいたい」と答え、いつも最後は親子喧嘩になってしまいます。

面談からは、身体面から腰痛・下肢痛と筋力低下があること、治療を期待していないこと、独居による不安定な生活状況、体調への不安・恐れ、心配する遠方の家族との関係、互いの意見の不一致からくるストレスが聴取されました。身体的・精神的・社会的・スピリチュアルペインと、まさに全人的苦痛が勢ぞろいの状態でした。

Step2：認知症の人の痛み・苦痛・つらさの原因をアセスメントする

❶サービス担当者会議でリハビリと福祉用具を検討

円背で、腰痛・下肢痛は起居・立ち上がり動作時に強い、歩行開始時にふらつく、痛みの増悪・

転倒への恐怖心があり全身に力が入る、フロアを這う移動もしているが、そのあと立ち上がりが大変、とわかりました。そこで歩行補助具の導入と手すりを設置することになりました。

「這うことで下肢筋力はさらに低下する」との助言もあり、訪問リハビリによる歩行訓練、長時間同一姿勢でいることで筋肉が硬くなるためマッサージ・ストレッチ、疼痛緩和のための湿布・塗布剤の利用も含めた提案がありました。

❷個別の相談

「トイレまで這っていくと立ち上がりに時間がかかり尿失禁する。それはつらいので水分を制限してしまっている。紙パンツの片づけは重くて大変」とAさんに伺い、訪問介護に同行。掃除や片づけは手伝うと提案しました。尿意・便意の感覚機能には問題なく、動作時間と片づけに支障があります。トイレの不都合さ・つらさをケアマネジャー・訪問介護スタッフと共有。胃切除後で食事や水分制限はよくないと認識するなど、適切な健康観も持っているようです。

❸家族との面談

家族には内科にて、HDS-R 20/30、MMSE 20/30、軽度の難聴もあるが自立への気持ちが強く、訪問リハビリによる動作時の痛みへの対応、訪問介護による生活リズムの維持、食事・水分・保清や環境整備で、心身機能の維持改善が期待できるであろうことを伝えました。

併せて、90代ともなれば独居の不安や、些細なことでも自信を失くしたり、眠れないこともあるため、毎日の長女・長男からの電話連絡が心のよりどころになっていること、必要時にすぐ連絡できる甥家族が近所にいて関係性がよいこと、内科医はひきこもり対策として通院をすすめるが、もし受診困難となれば訪問診療で対応もできることを話したうえで、「今、本人に施設入所を急かす言動は、苦痛を感じ不穏につながることもある」と伝え、家族の理解を得ました。

Step3：アセスメントに基づいたケアの優先順位を決める

❶身体面の苦痛について

本人・家族ともに受け入れやすいところで、福祉用具貸与（歩行補助具・手すり）、訪問リハビリによる室内動作の生活リハビリと疼痛緩和を優先しました。歩行器の使用手順についてスタッフ間で統一し、各スタッフの訪問時間も一定にそろえました。

❷自尊心（特に排泄の支障）のつらさに対して

訪問介護による生活援助（掃除や片づけ、買物等）主体に女性スタッフを配置。濡れた下着のはき替えができることを称賛し、腰背部や下肢の清拭のみを手伝うなど自立可能な生活機能の維持や観察を行います。

❸せめぎ合う心のつらさに対して

高齢親族との別離や自身の老いや死に対する恐れ、日々の寂しさと自主自立への思いがせめぎ合う心のつらさに対して関係者や家族に共感・理解を促して、落ち着いて接し、見守るよう依頼しました。

Step4：アセスメントに基づいたケアプランを立てる

❶身体の痛みの軽減

福祉用具の活用と、訪問リハビリが主体となり、日常生活動作を分析し、起居から立ち上がり、歩行、移乗・移動について環境整備とともに一連の動作手順を決定し統一します。週2回の訪問リハビリでは疼痛緩和のマッサージやストレッチ、自主トレのメニュー教示と確認。動作手順を共有することで利用者に混乱が生じないよう、繰り返し声かけできます。

呼吸苦・顔や四肢の浮腫、不整脈、倦怠感や意欲低下などあれば、随時S_pO_2等のバイタルを測定しデータ確認。医師へ指示を仰ぐとともに、ケアマネジャーやヘルパー、家族とも共有します。

なお緊急時の対応予定としては、かかりつけ医と家族への連絡とし、家族は近所の甥へ連絡し、到着まで代理の付き添いを依頼することとしてい

ます。Aさん本人は、「ぽっくり逝けばそれでいい」と話しますが、実際のACPについては医師や家族との話し合いが未実施であるため、今後の課題となっています。

❷尊厳を持って自分らしく過ごす

生活リズムの安定、食事や水分、排泄、保清や環境整備を主として、訪問介護は買物・掃除・シーツの洗濯やごみの片づけ、シャワーや更衣見守り、体重測定を支援。応対の表情、食事飲水量、排泄状況を観察、材料物品の消耗・ごみ排出状況から推測し、意欲低下や脱水など予測できる情報を共有します。

顔と名前が覚えやすいよう訪問するスタッフは少人数とし、今後の介入に向けて身体介護も委ねられる信頼関係構築へつなげます。

❸互いが安定した気持ちで暮らす

毎日1回、家族から電話があり、短い会話でも大きな励みになっているようです。1日の日程を伝えると、本人は理解し準備します。長男・長女の来訪予定を事前に知らせることで、家人にしかできない依頼事や面談が必要な要件などを円滑に果たせます。家族は滞在中、24時間観察が可能で、睡眠状況や近所との交流、外出支援と状況確認もできます。

並行して認知症の進行を考慮し、長女宅近隣の入所施設をリサーチし、定年退職が近づいた長男長女に対しても自身の少し先を考える機会として、Aさんとの話題にするよう勧めます。

緩和ケアの実践とポイント ——扉を開くのは本人

地域支援で比較的よく見られるケースとして、消極的支援からの介入を挙げました。認知症を抱

える独居高齢者は人との交流が減少する中で、その人となりを覚えたり、相手の意見を聞き入れたり、他者を気遣ったりすることが難しくなります。

コロナ禍の、マスク越しのアイコンタクトや1回の面談時間が限られた短いコミュニケーションで、果たしてどれだけ心を通わせることができるのだろう、注意深く丁寧で温かな対応ができるのか——身が引き締まる思いで待ちます。今さらながら玄関を開けて「いらっしゃい」と言ってくださるかどうか、決めるのは利用者本人であると実感します。

認知症独居高齢者が最期まで自宅で暮らせるのか？ 私は「その人次第」だと感じます。

・比較的早期から肯定的に最期について考える人、それを話せる信頼できる支援者を持っている人
・実際に、必要な支援や医療的サポートを受け入れる柔軟性があり、支援チームの介入を許せる人
・自らの決定に対する覚悟があり、特に支援の難しい「1人の夜」の不安・恐怖に動じない鷹揚さ、強さを持ち、朝を待てる人
・穏やかな気持ちで生きるための心のよりどころ（愛犬・猫・孫からのメッセージ、信仰、好きな本や大切な写真、手製の日用品や少しのお酒、タバコ、好物など）を持っている人

在宅支援チームは繰り返し、意向の確認を進めながら「最期のとき」の対応も合意を形成しています。実際に看取り、死後事務のあとのデスカンファレンスでは、メンバーの安堵感や寂しさの中にも達成感をおのおのが言葉にして、労いと再生のひとときとなります。このような充実感を与えてくれた利用者を偲び、感謝します。

（佐藤文恵）

認知症の人を持つ家族の痛みとグリーフケア

認知症の人を持つ家族は、2度の喪失体験をされます。1度目は認知症が進行するとき。姿はあっても、自分の愛する家族が失われていく体験です。2度目はこの地上での命が終わり、その体が目の前から消え去るとき。残された家族の悲しみや痛みは傷となり、自分自身の生きる意味、苦しみの意味、死の絶望感と向き合うことになります。

言葉での意思疎通が困難な利用者と病を抱えた長男夫婦とのかかわり

Aさん（80代後半／女性）は、10年前からアルツハイマー型認知症の症状があり、2度目の大腿骨骨折の術後、介護老人保健施設に入所。言葉での意思疎通は困難で、日常生活全般に介護が必要な状態だったが、在宅生活を継続されていた。子どもは2人。長女は結婚し独立。長男夫婦と同居で孫はおらず3人暮らし。長男は透析治療中で3年前に脳出血を発症、左片麻痺が残存し車いす生活。長男の妻も進行性神経難病のため車いす生活である。

Aさんは入所後まもなく食べることができなくなってしまいました。これからの医療やケアについて、また残された時間をどこでどのように過ごしたいかを長男夫婦と話し合いました。ご夫婦はおのおの疾患があり、死にゆく母親の人生とともにご自身の終末期を考えておられました。奥様は「自分たちの終末期には人工呼吸器装着はしない」と話し、Aさんも点滴はせず自然な形で看取ってほしいとの意向でした。一方、息子さんは一度も会いに来られません。衰弱していく母と向き合うことが苦しかったのでしょう。私たちは電話で何回も話をしましたが、息子さんが来られたのはAさんが意識のない状態になってからでした。黙ったまま手を握り1時間ほど2人で過ごされた後に、私たちはご夫婦にAさんの好きなもの、思い出な

どを尋ねました。「畑仕事ばかりで趣味もなかった」と息子さんは暗い表情でしたが、新茶が好きだったと思い出されました。ちょうど新茶の季節でした。ケアスタッフが新茶の封を切り「Aさん、新茶だよ」と鼻先で袋を振るとAさんが手を伸ばされたのです。驚いて「Aさん、牧の原の新茶だけど、いい？」と聞くと、首を横に振ります。「どこのお茶がいいの？」という問いに返事はありませんでしたが、新茶で口腔ケアを行い、パックに茶葉を詰め、寝台浴槽の"新茶風呂"に入ってもらいました。Aさんの表情は穏やかでくつろいでおられました。

畑仕事をされていたと聞き、リハビリスタッフはリクライニング車いすで花の咲きそろう中庭を散歩しました。するとスタッフの声かけに目を開き、花のほうに手を伸ばされたのです。これらの出来事や、日々のAさんとのやり取りをお伝えするにつれ、ご夫婦とスタッフの会話が増えていきました。数日後、Aさんは家族・スタッフの見守る中、穏やかに天に召されました。「Aさん、よかったね。新茶風呂に入ったし、散歩もできたね」と声をかけたとき、息子さんは「先生、僕のときは酒風呂にしてくださいね」と涙ぐみ笑顔で話しかけてくださいました。

言葉は失われている方であっても、思いを受け止めることをあきらめないでください。家族はスタッフとのかかわりを通して死にゆく人が「大切にされる価値ある存在だ」と実感できれば、その経験から自身の存在・人生を意味あるものと受け入れることができます。息子さんが新茶や畑仕事を思い出し、Aさんの最期の日々が満たされ豊かなものになったことが、ご自身の希望にもつながったのではないでしょうか。グリーフケアでは、医療的な対応とともに相手を大切な存在としてかかわり続けることが求められます。（淺井八多美）

「ごんちゃん」とつないだ家族の絆と思い
病院・在宅間の事例

帰りたかったAさんの願い

　抗がん剤治療での入院時にいつも「ごんちゃん」というぬいぐるみを連れてくる患者さんがいました。この方は、認知症ケアチームで介入していたAさん。記憶障害はあったけれども、都度の意思決定はできます。「ごんちゃん」は離れて暮らす息子さんの分身で、Aさんにいつも寄り添っていました。

　「抗がん剤治療をして、元気になって、温泉旅行に行きたい」。Aさんの思いを私が聞いたのは、もうその願いが叶えられないタイミングでした。しかし "独居でもあり、最期は病院で看取り" という医療者の考えがパターナリズムになっていないか? と関係スタッフたちと話し、医師、Aさん本人、息子さん・娘さん、ケアマネジャー、緩和ケア認定看護師、認知症看護認定看護師を交えたカンファレンス開催となりました。私は認知症看護認定看護師として、認知機能が低下したAさんの思いを代弁し、確認した結果、残された時間が少なくなったころではありましたが在宅退院支援をすることができたのです。

最期の思い出が
家族のグリーフケアに

　「あのままだと、病院に不信感を持ったまま母の死に直面することになっていたので、本当に助かりました。思いをつなげてくれてありがとうございます。温泉には行けなかったけど、3人で久しぶりに川の字になって寝ました」。これは、抗がん剤の治療を繰り返し、徐々に悪化していく母親の姿を久しぶりに見た、県外に住む娘さんと息子さんたちの言葉です。Aさんの最期の時間は医

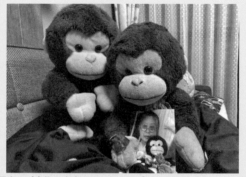

（写真はご家族の意向により加工せずそのまま掲載しています）

療依存度も高く、寝たきりになり、サービス付き高齢者向け住宅（以下、サ高住）で過ごしました。サ高住では、県外で離れて暮らしていたご家族と、毎回入院のときに一緒に連れてきていた「ごんちゃん」、そして息子さんと暮らしていた、もう1体の「ごんちゃん」と過ごし、そして最期のとき、笑顔で「ありがとう」と互いに伝え合うことができたのです。

　このご家族のサポートは、本人や家族の「悔いのない看取り」への願いがベースにあります。「これから過ごしたい場所はどこ?」「あなたはどうしたいか?」「誰といたいか?」という本人の思いを、家族や関係する多職種へつなぐところから始まるのです。「ごんちゃん」と一緒に帰りたかったAさんの願いをもとに、皆が同じ方向を向き、離れ離れになった家族をつないだ安らかな時間となりました。そしてその時間は思い出となり、グリーフケアにもつながっています。

　「ごんちゃん」は今、2体で寄り添い、息子さんの家で息子さんたちを見守っています。そして、Aさんと「ごんちゃん」は私に、人生の幕引きを「どう生ききるか」について、患者さんと対話することの大切さを教えてくれました。

（富樫千代美）

索引